绝密★启用前

考生姓名	
考生编号	

国家执业药师资格考试最后密押5套卷

中药学专业知识(一)试卷(1)

9787568030120

U0856120

考生注意事项

1. 考生必须严格遵守各项考场规则。

(1)**在考试开考15分钟后不得入场。**

(2)交卷出场时间不得早于考试结束前30分钟。

(3)交卷结束后,不得再进考场续考,也不得在考场附近逗留或交谈。

2. 答题前,考生须在答题卡上填写考生姓名、报考单位和考生编号,同时涂写考试科目和考生编号的信息点。

3. 答案必须按要求涂写在指定的答题卡上,写在其他地方无效。

(1)填涂部分应该按照答题卡上的要求用2B铅笔完成,若要改动,必须用橡皮擦干净。

(2)书写部分必须用(蓝)黑色字迹钢笔、圆珠笔或签字笔在答题卡上作答。字迹要清楚。

4. **考试结束后,将答题卡装入原试卷袋中,试卷交给监考人员。**

中药学专业知识(一)试卷(1)

一、最佳选择题(共40题,每题1分。每题的备选项中,只有1个最符合题意。)

1. 我国乃至世界的第一部药典是
   A.《本草纲目》 B.《新修本草》 C.《证类本草》
   D.《中华本草》 E.《本草纲目拾遗》
2. 下列除哪项外,均属于证名类主治病证
   A. 热淋 B. 冷哮 C. 湿热黄疸
   D. 风热表证 E. 肺痈
3. 人参配莱菔子属配伍七情中的
   A. 相畏 B. 相恶 C. 相反
   D. 相杀 E. 相须
4. 直接治疗次要兼证的药物是
   A. 君药 B. 臣药 C. 反佐药
   D. 佐制药 E. 佐助药
5. 木香的主产区是
   A. 四川 B. 广东 C. 河南
   D. 云南 E. 东北
6. 水蒸气蒸馏法主要用于提取
   A. 强心苷 B. 黄酮苷 C. 生物碱
   D. 糖 E. 挥发油
7. 马钱子中所含的生物碱是
   A. 樟柳碱 B. 巴马汀 C. 乌头碱
   D. 秋水仙碱 E. 士的宁
8. 既能溶于水,又能溶于氯仿、乙醚等亲脂性有机溶剂的生物碱是
   A. 苦参碱 B. 氧化苦参碱 C. 秋水仙碱
   D. 小檗碱 E. 莨菪碱
9. 最易酸水解的苷类是
   A. N 苷 B. O 苷 C. S 苷
   D. C 苷 E. P 苷
10. 最难酸水解的苷类为
   A. 五碳糖苷 B. 甲基五碳糖苷 C. 七碳糖苷
   D. 六碳醛糖苷 E. 糖醛酸苷
11. 能发生 Borntrager 反应而与其他化合物相区别的化合物是
   A. 苯醌 B. 萘醌 C. 菲醌
   D. 羟基蒽醌 E. 香豆素

12. 中药厚朴中含有的厚朴酚是
A. 双环氧木脂素类
B. 联苯环辛烯型木脂素类
C. 环木脂内酯木脂素类
D. 新木脂素类
E. 简单木脂素类

13. 鉴别黄酮类化合物分子中是否存在 3 - OH 或 5 - OH 的试剂是
A. 四氢硼钠
B. 锆盐 - 枸橼酸
C. 三氯化铁
D. 醋酸镁
E. 醋酸铅溶液

14. 某植物提取物遇皮肤呈蓝色,可能含有
A. 蒽醌
B. 鞣质
C. 环烯醚萜
D. 生物碱
E. 强心苷

15. 与明胶作用后形成水不溶性沉淀的是
A. 木脂素
B. 香豆素
C. 黄酮
D. 皂苷
E. 鞣质

16. 下列哪个药物不用蜜炙
A. 麻黄
B. 百部
C. 马兜铃
D. 枇杷叶
E. 厚朴

17. 焦苍术的作用为
A. 健脾燥湿
B. 化湿和胃
C. 固肠止泻
D. 行气宽中
E. 消食健胃

18. 自然铜炮制的方法应是
A. 明煅法
B. 煅淬法
C. 扣锅煅法
D. 闷煅法
E. 干馏法

19. 将地黄炮制成熟地的作用是
A. 清热凉血
B. 生津止渴
C. 滋阴清热凉血
D. 滋阴补血
E. 补血止血

20. 水飞法的炮制目的不包括
A. 去除杂质,洁净药物
B. 使药物质地细腻
C. 除去药物中可溶于水的毒性物质
D. 防止粉尘飞扬,污染环境
E. 改变药性

21. 栓剂属于
A. 液体剂型
B. 固体剂型
C. 半固体剂型
D. 气体剂型
E. 软膏剂

22. 黑膏药系指以植物油炸取药材,所得药油与下列哪种成分经高温炼制而成的铅膏药
A. PbO
B. Pb_3O_4
C. $PbSO_4$
D. PbO_2
E. PbS

23. 除哪项外,均是注射剂的止痛剂
A. 苯甲醇
B. 三氯叔丁醇
C. 盐酸普鲁卡因
D. 盐酸利多卡因
E. 亚硫酸钠

24. 以有效成分制成的中药注射剂,其有效成分的纯度应为

A. 60%以上　B. 70%以上　C. 80%以上
D. 90%以上　E. 100%以上

25. 正确论述了混悬剂的是

A. 混悬剂属于动力学稳定体系
B. 混悬剂属于热力学稳定体系
C. 混悬剂包括难溶性药物与适宜辅料制成的粉末状物或粒状物,临用时加水振摇分散成液体的制剂
D. 毒性小的药物不宜制成混悬液,但剂量小的药物可以
E. 为了增加混悬液的稳定性,可以减小粒径、降低分散介质的黏度、增加微粒与介质之间的密度差

26. 水溶性基质栓剂的融变时限是

A. 15 min　B. 30 min　C. 45 min
D. 60 min　E. 75 min

27. 除哪项外,均是泻下药的药理作用

A. 泻下　B. 利尿　C. 抗病原体
D. 抗炎　E. 镇痛

28. 与剂量无关的不良反应是

A. 副作用　B. 特殊毒性反应　C. 后遗效应
D. 急性毒性反应　E. 变态反应

29. 温里药治亡阳证的主要药理学基础是

A. 镇痛　B. 降压　C. 抗炎
D. 强心、扩张血管　E. 提高免疫

30. 理气药治疗气滞、气逆证的药理作用基础是

A. 利胆　B. 降压　C. 抗溃疡
D. 调节胃肠运动　E. 利尿

31. 威灵仙的药用部位是

A. 根　B. 块根　C. 根茎
D. 根及根茎　E. 块茎

32. 具"狮子盘头"特征的药材是

A. 防风　B. 银柴胡　C. 防己
D. 羌活　E. 党参

33. 川乌和附子为

A. 同科不同属植物　B. 同属不同种植物　C. 同种植物药用部位不同
D. 同种植物产地不同　E. 不同科植物

34. 下列哪一项不是板蓝根的性状特征

A. 根头部略膨大　B. 根头部可见暗绿色的叶柄残基
C. 质坚实,不易折断　D. 皮部黄白色,木部黄色
E. 气微,味微甜而后苦涩

35. 杭白芷根上部的形成层呈
A. 圆形
B. 近方形
C. 多角形
D. 三角形
E. 波状

36. 薏苡仁的原植物属于
A. 芸香科
B. 十字花科
C. 唇形科
D. 禾本科
E. 茜草科

37. 用开水浸泡,表面有黏性,加热煮至种皮破裂时露出白色卷旋状胚的中药材是
A. 菟丝子
B. 葶苈子
C. 沙苑子
D. 女贞子
E. 牵牛子

38. 性状上具有"白颈"特征的中药材是
A. 牛黄
B. 地龙
C. 羚羊角
D. 鹿茸
E. 僵蚕

39. 花鹿茸茸尖部位的饮片不具备的性状特征是
A. 为圆形薄片
B. 切面浅棕色或浅黄白色,半透明,微有光泽
C. 周边骨质化
D. 外皮红棕色或棕色
E. 质坚韧

40. 芒硝的化学成分主要是
A. 硫酸钠(Na_2SO_4)
B. 含水硫酸钠($Na_2SO_4 \cdot 10H_2O$)
C. 硫酸钙($CaSO_4$)
D. 含水硫酸钙($Ca_2SO_4 \cdot 2H_2O$)
E. 硫酸镁($MgSO_4$)

二、配伍选择题(共 60 题,每题 1 分。备选答案在前,试题在后。每组题均对应同一组备选答案,每题只有一个正确答案。每个备选答案可重复选用,也可不选用。)

[41-43]
A. 能散
B. 能补
C. 能泄
D. 能下
E. 能涩

41. 苦味的作用特点是
42. 咸味的作用特点是
43. 酸味的作用特点是

[44-46]
A. 相须
B. 相使
C. 相畏
D. 相恶
E. 相反

44. 天南星配生姜属
45. 生大黄配芒硝属
46. 生半夏配乌头属

[47-49]
A. 液-液萃取法
B. 沉淀法
C. 硅胶色谱法
D. 聚酰胺色谱法
E. 离子交换色谱法

47. 根据物质形成氢键能力不同进行分离的方法是
48. 根据物质溶解度不同进行分离的方法是

49. 根据物质在两相互不相溶的溶剂中的分配系数不同进行分离的方法是

[50－52]

A. 结晶或重结晶　　B. 溶剂沉淀法　　C. 离子交换色谱法
D. 盐析法　　E. 透析法

50. 适合酸、碱或两性化合物分离、精制的方法是
51. 利用物质在溶剂中因温度不同而溶解度发生改变使之分离的方法是
52. 根据分子量大小不同进行分离的方法是

[53－55]

A. 鞣质　　B. 胆汁酸　　C. 士的宁
D. 木脂素　　E. 补骨脂内酯

53. 马钱子的有效成分是
54. 通常作为中药无效成分的是
55. 属于香豆素类的是

[56－58]

A. 甾体皂苷　　B. 达玛烷型　　C. 齐墩果烷型
D. 乌苏烷型　　E. 羽扇豆烷型

56. 人参皂苷 Rb_1 是
57. 知母的主要成分为
58. 柴胡皂苷是

[59－62]

A. 生大黄　　B. 酒大黄　　C. 熟大黄
D. 大黄炭　　E. 清宁片

59. 清上焦实热宜选用
60. 泻下作用峻烈的是
61. 泻下作用极微并有止血作用的是
62. 年老体弱者便秘宜选用

[63－65]

A. 增强活血调经的作用　　B. 增强活血补气的作用　　C. 补血又不致滑肠的作用
D. 增强润肠通便的作用　　E. 止血和血的作用

63. 当归酒炙能起到
64. 当归土炒能起到
65. 当归炒炭能起到

[66－68]

A. 电解质输液剂　　B. 营养输液剂　　C. 胶体输液剂
D. 含药输液剂　　E. 眼用制剂

66. 右旋糖酐为
67. 参麦注射液为
68. 脂肪乳输液为

[69－70]

A. 薄荷水　B. 炉甘石洗剂　C. 胃蛋白酶溶液

D. 右旋糖酐注射液　E. 松节油擦剂

69. 属于真溶液型液体药剂的是

70. 属于混悬型液体药剂的是

[71－72]

A. 阿胶　B. 阿拉伯胶　C. 鹿骨胶

D. 龟板胶　E. 鹿角胶

71. 属于皮胶剂的是

72. 属于甲胶类胶剂的是

[73－74]

A. 甘油明胶　B. 聚乙二醇　C. 可可豆脂

D. 半合成山苍子油脂　E. 香果脂

73. 富有弹性,常可作为阴道栓基质的是

74. 具有同质多晶型,过热可使其熔点下降而不易成型的栓剂基质是

[75－76]

A. 老蜜　B. 蜜水　C. 嫩蜜

D. 中蜜　E. 生蜜

75. 含糖及脂肪多的药粉制备蜜丸宜用

76. 黏性差或富含纤维的药粉制备蜜丸宜用

[77－80]

A. 表观分布容积　B. 零级速度过程　C. 清除率

D. 速率常数　E. 隔室模型

77. 转运速度恒定、与血药浓度无关的体内药物转运过程,称为

78. 血液或血浆中清除药物的速率,称为

79. 体内药量与血药浓度的比值,称为

80. 描述药物体内速度过程的动力学参数是

[81－83]

A. 切片　B. 发汗　C. 熏硫

D. 干燥　E. 蒸、煮、烫

81. 含浆汁、淀粉或糖分多的药材,为便于干燥,通常须

82. 个较大、坚硬或肉质的药材,为便于干燥,通常在干燥前应先

83. 将药材堆积放置,使其发热回潮,使内部水分向外挥散,此法称

[84－87]

A. 大黄根茎　B. 生大黄片　C. 酒大黄

D. 熟大黄　E. 大黄炭

84. 表面红棕色或黄棕色,气清香,味苦而微涩,嚼之黏牙,有沙粒感的是

85. 表皮深棕色,有的可见焦斑,微有酒香气的是

86. 表面焦黑色或焦褐色,有焦香气的是

87. 表面可见类白色网状纹理，断面有“星点”的是

[88－91]

A. 味连　　B. 雅连　　C. 云连

D. 白芍　　E. 赤芍

88. 多单枝，较细小，弯曲似钩的是

89. 多单枝，微弯曲，“过桥”较长的是

90. 根多分支，聚成簇，形如鸡爪的是

91. 圆柱形，棕褐色，有横向突起的皮孔及纵皱纹的是

[92－95]

A. 薄荷　　B. 荆芥　　C. 益母草

D. 广藿香　　E. 细辛

92. 气微，味微苦的药材是

93. 具有气辛香，味辛辣，麻舌特征的药材是

94. 气香特异，味微苦的药材是

95. 具清凉香气，味辛凉的药材是

[96－98]

A. 板片状　　B. 单卷状　　C. 筒状

D. 双卷筒状　　E. 反曲状

96. 牡丹皮的形状多为

97. 厚朴的形状多为

98. 石榴树皮的形状多为

[99－100]

A. 三氧化二砷　　B. 二硫化二砷　　C. 含水硫酸钠

D. 含水硅酸镁　　E. 含水硫酸钙

99. 雄黄的主要成分是

100. 滑石的主要成分是

三、综合分析选择题(共10题，每题1分。题干分为若干组，每组题目基于同一个临床情景、病例、实例或者案例的背景信息逐题展开。每题的备选项中，只有一个最佳答案。)

[101－103]

知柏地黄丸由知母、熟地黄、黄柏、山茱萸(制)、山药、牡丹皮、茯苓、泽泻组成。

101. 知柏地黄丸中知母的炮制方法是

A. 醋炙　　B. 酒炙　　C. 炒制

D. 盐炙　　E. 炒炭

102. 知柏地黄丸中泽泻的主产地是

A. 河南　　B. 山东　　C. 四川

D. 云南　　E. 福建

103. 知柏地黄丸的君药为

A. 熟地黄　　B. 山茱萸　　C. 山药

D. 牡丹皮　　E. 茯苓

[104－107]

作为中药传统剂型之一，丸剂丰富的辅料和包衣材料使其临床应用广泛，如水丸取其易化、蜜丸取其缓化、糊丸取其迟化、蜡丸取其难化等可满足不同治疗需求。请回答下列问题：

104. 下列关于丸剂特点的叙述错误的是

A. 不同类型丸剂，释药与作用速度不同，可根据需要选用

B. 固体、半固体药物以及黏稠性的液体药物均可制成丸剂

C. 提高药物稳定性，减少刺激性

D. 制法简便，既可小量制备，也适于工业生产

E. 剂量小，起效快

105. 下列有关制蜜丸所用蜂蜜炼制目的的叙述，错误的是

A. 除去水分　　B. 除去杂质　　C. 改变药性

D. 增加黏性　　E. 杀死微生物，破坏酶

106. 下列关于滴丸特点的叙述错误的是

A. 起效迅速，生物利用度高

B. 生产车间无粉尘

C. 能使液体药物固体化

D. 生产工序少，生产周期短

E. 载药量大

107. 下列哪个是水丸的赋形剂

A. 药汁　　B. 炼蜜　　C. 面糊

D. 蜂蜡　　E. 聚乙二醇

[108－110]

某药材，呈圆柱形或不规则块片状。断面黄棕色，有时可见“星点”散在。

108. 该药材的道地产地为

A. 陕西　　B. 黑龙江　　C. 浙江

D. 河南　　E. 青海

109. 该药材断面“星点”指的是

A. 双子叶植物根的异常构造

B. 单子叶植物根的异常构造

C. 双子叶植物根茎的异常构造

D. 单子叶植物根茎的异常构造

E. 蕨类植物根茎的异常构造

110. 下列药材和该药材有效成分类似的是

A. 麻黄　　B. 川乌　　C. 人参

D. 虎杖　　E. 细辛

四、多项选择题（共 10 题，每题 1 分。每题的备选项中有 2 个或 2 个以上正确答案。少选、错选、多选均不得分。）

111. 影响中药质量的因素，除品种外，主要还有

A. 栽培　　B. 产地　　C. 采收加工

D. 贮藏　　E. 运输

112. 中药中的有害物质通常是指

A. 残留农药　　B. 重金属　　C. 砷盐

D. 杂质　　E. 黄曲霉毒素

113. 药用部位为块茎的药材是

A. 天南星　　B. 半夏　　C. 莪术

D. 泽泻　　E. 三棱

114. 含有木脂素的药材是

A. 五味子　　B. 厚朴　　C. 连翘

D. 细辛　　E. 陈皮

115. 含有二氢黄酮的药材是

A. 五味子　　B. 陈皮　　C. 满山红

D. 槐花　　E. 银杏叶

116. 大黄的原植物是

A. 掌叶大黄　　B. 唐古特大黄　　C. 药用大黄

D. 华北大黄　　E. 土大黄

117. 甘味的作用是

A. 补虚　　B. 缓急　　C. 和中

D. 调和药性　　E. 解毒

118. 属于"十九畏"的配伍是

A. 肉桂与石脂　　B. 乌头与半夏　　C. 草乌与犀角

D. 附子与白及　　E. 牙硝与三棱

119. 属于炒黄杀酶保苷的是

A. 白芥子　　B. 槐米　　C. 黄芩

D. 杏仁　　E. 人参

120. 某药物首过效应较大,适宜的剂型有

A. 肠溶衣片　　B. 舌下片　　C. 咀嚼片

D. 透皮吸收贴剂　　E. 直肠栓剂

绝密★启用前

考生姓名	
考生编号	

国家执业药师资格考试最后密押5套卷
中药学专业知识(一)试卷(2)

考生注意事项

1. 考生必须严格遵守各项考场规则。

(1)**在考试开考15分钟后不得入场。**

(2)交卷出场时间不得早于考试结束前30分钟。

(3)交卷结束后,不得再进考场续考,也不得在考场附近逗留或交谈。

2. 答题前,考生须在答题卡上填写考生姓名、报考单位和考生编号,同时涂写考试科目和考生编号的信息点。

3. 答案必须按要求涂写在指定的答题卡上,写在其他地方无效。

(1)填涂部分应该按照答题卡上的要求用2B铅笔完成,若要改动,必须用橡皮擦干净。

(2)书写部分必须用(蓝)黑色字迹钢笔、圆珠笔或签字笔在答题卡上作答。字迹要清楚。

4. **考试结束后,将答题卡装入原试卷袋中,试卷交给监考人员。**

中药学专业知识(一)试卷(2)

一、最佳选择题(共40题,每题1分。每题的备选项中,只有1个最符合题意。)

1.《本草经集注》的载药数为

A. 365　B. 730　C. 850　D. 1746　E. 1892

2. 下列哪项不是温热性药物所表示的作用

A. 温里散寒　B. 补火助阳　C. 温经通络　D. 清热泻火　E. 回阳救逆

3. 沉降类药所示的功效是

A. 升阳发表　B. 祛风散寒　C. 收敛固涩　D. 涌吐　E. 开窍

4. 对因功效中属于调理的是

A. 除湿　B. 安神　C. 滋阴　D. 排石　E. 解毒

5. 苦参碱属于

A. 简单吡啶类　B. 苄基异喹啉类　C. 双稠哌啶类　D. 莨菪烷类　E. 有机胺类

6. 下列属于亲脂性生物碱的是

A. 季铵碱　B. 叔胺碱　C. 氧化苦参碱　D. 麻黄碱　E. 酰胺类生物碱

7. 不与生物碱沉淀试剂发生沉淀反应的化合物是

A. 山莨菪碱　B. 延胡索乙素　C. 去甲乌药碱　D. 麻黄碱　E. 苦参碱

8. 凝胶过滤法的洗脱顺序为

A. 极性小者先洗脱下来　B. 极性大者先洗脱下来　C. 分子量大者先洗脱下来　D. 分子量小者先洗脱下来　E. 羟基数目少者先洗脱下来

9. 除哪个外,均能发生苷类的碱催化水解

A. 酯苷　B. 酚苷　C. 烯醇苷　D. β位有吸电子基团　E. 醇苷

10. 桃仁所含的成分是

A. N－苷　B. O－苷　C. S－苷　D. C－苷　E. 酯苷

11. 属于季铵类生物碱的是

A. 古柯碱　B. 烟碱　C. 莨菪碱　D. 小檗碱　E. 罂粟碱

12. 二硫化碳－硫酸铜反应用于鉴别

A. 苦参碱　　B. 麻黄碱　　C. 咖啡碱

D. 莨菪碱　　E. 吗啡

13. 无色亚甲蓝显色反应可用于检识

A. 蒽醌　　B. 黄酮　　C. 香豆素

D. 萘醌　　E. 乙型强心苷

14. Molish 反应需要的试剂为

A. 邻苯二甲酸－苯胺　　B. α－萘酚－浓 H_2SO_4　　C. 三氯化铁

D. HCl－镁粉　　E. 醋酐－浓硫酸

15. 四氢硼钠反应是鉴别下列哪种成分的

A. 黄酮　　B. 黄酮醇　　C. 查尔酮

D. 二氢黄酮　　E. 皂苷

16. 甘草皂苷属于

A. 羊毛甾烷型　　B. 达玛烷型　　C. 齐墩果烷型

D. 乌苏烷型　　E. 羽扇豆烷型

17. 朱砂的炮制方法是

A. 水飞法　　B. 明煅法　　C. 煅淬法

D. 煅后水飞法　　E. 扣锅煅法

18. 不用麸炒法炮制的药物是

A. 苍术　　B. 山楂　　C. 白术

D. 山药　　E. 枳壳

19. 热原的基本性质不包括

A. 水溶性　　B. 热敏性　　C. 吸附性

D. 不挥发性　　E. 滤过性

20. 关于药酒与酊剂的叙述，正确的是

A. 含毒性药材的酊剂每 1ml 应相当于原药材 0.5 g

B. 酊剂与药酒均可采用渗漉法及溶解法制备

C. 药酒与酊剂的成品均应进行含醇量测定

D. 药酒的浓度每 1ml 相当于原药材 2～5 g

E. 药酒与酊剂的浸提溶剂均为乙醇

21. 颗粒剂的水分含量要求是

A. 5%　　B. 6%　　C. 7%

D. 8%　　E. 9%

22. 除哪项外，均不宜制成胶囊剂的药物

A. 药物的水溶液或稀乙醇溶液

B. 刺激性强的易溶性药物

C. 易风化的药物

D. 维生素 A

E. 吸湿性强的药物

23. 横断面皮部有云锦状花纹的药材是
A. 牛膝 B. 商陆 C. 当归
D. 桔梗 E. 何首乌

24. 金银花的主产地是
A. 浙江、江西 B. 贵州、四川 C. 河南、山东
D. 广东、广西 E. 湖南、湖北

25. 以皮厚、肉细、油性足,内面紫棕色、有发亮小结晶,香气浓者为佳的药材是
A. 肉桂 B. 厚朴 C. 牡丹皮
D. 香加皮 E. 秦皮

26. 以果实入药的是
A. 决明子 B. 菟丝子 C. 马钱子
D. 山茱萸 E. 女贞子

27. 马钱子的外形和剖开后子叶叶脉的数目是
A. 椭圆纽扣状,叶脉3条 B. 扁圆纽扣状,叶脉5~7条 C. 长圆纽扣状,叶脉3~5条
D. 卵圆纽扣状,叶脉3条 E. 类圆纽扣状,叶脉3~5条

28. 金钱草来源于
A. 豆科 B. 唇形科 C. 报春花科
D. 蔷薇科 E. 马鞭草科

29. 乳香和没药的入药部位是
A. 油树脂 B. 油胶树脂 C. 胶树脂
D. 香树脂 E. 单树脂

30. 斑蝥背部革质鞘翅的特点是
A. 黑色,具3条白色条纹 B. 棕色,具黑色条纹 C. 棕色,具黄白色条纹
D. 黑色,具3条红色条纹 E. 黑色,具3条黄色或黄棕色横纹

31. 下列以菌核入药的是
A. 灵芝 B. 海金沙 C. 茯苓
D. 松花粉 E. 香菇

32. 不属于动物排泄物的药材是
A. 五灵脂 B. 秋石 C. 夜明砂
D. 蚕砂 E. 牛黄

33. 鹿茸中"莲花"的含义是
A. 花鹿茸有1个分枝者 B. 花鹿茸有2个分枝者 C. 马鹿茸有1个分枝者
D. 马鹿茸有2个分枝者 E. 马鹿茸有3个分枝者

34. "乌金衣"的含义是
A. 牛黄表面有一层颜色乌黑的胆汁,习称"乌金衣"
B. 麝香中的"当门子"表面颜色乌黑,习称"乌金衣"
C. 麝香中的"当门子"表面有一层乌黑的薄膜,习称"乌金衣"
D. 牛黄表面有一层黑色光亮的薄膜,习称"乌金衣"
E. 熊胆表面有一层黑色光亮的薄膜,习称"乌金衣"

35. “合把”这一术语的含义是

A. 羚羊角有环脊的部分约 8 cm，手握之“合把”

B. 鹿茸基部直径约 5 cm，手握之“合把”

C. 羚羊角环脊之间的距离约 2 cm，手握之，四指正好嵌入凹处，习称“合把”

D. 羚羊角环脊之间的距离 4 cm，手握之“合把”

E. 羚羊角基部直径约 5 cm，手握之“合把”

36. 表面具有“钉头”的药材是

A. 磁石　B. 赭石　C. 炉甘石

D. 滑石　E. 石膏

37. 长期服用某种药物，机体所产生的从躯体或精神上渴求用药的表现是

A. 副作用　B. 后遗效应　C. 依赖性

D. 急性毒性反应　E. 变态反应

38. 补虚药的主要药效物质基础是

A. 多糖　B. 无机盐　C. 生物碱

D. 有机酸　E. 挥发油

39. 毒蛋白类成分主要存在于哪类药材中

A. 花蕾类　B. 果实类　C. 茎叶类

D. 根类　E. 种子类

40. 马兜铃酸的主要毒性是

A. 肝毒性　B. 神经毒性　C. 心脏毒性

D. 肾毒性　E. 黏膜毒性

二、配伍选择题（共 60 题，每题 1 分。备选答案在前，试题在后。每组题均对应同一组备选答案，每题只有一个正确答案。每个备选答案可重复选用，也可不选用。）

[41 -43]

A. 淡味　B. 苦味　C. 酸味

D. 咸味　E. 辛味

41. 能行气活血的味是

42. 能利水渗湿的味是

43. 能降火坚阴的味是

[44 -46]

A. 煮至透心　B. 蒸至透心　C. 切片

D. 发汗　E. 曝晒

44. 白芍在产地加工时应

45. 杜仲在产地加工时应

46. 天麻在产地加工时应

[47 -50]

A. 蛤蚧　B. 泽泻　C. 地龙

D. 木瓜　E. 苍术

47. 药材产地为江苏的是

48. 药材产地为广西的是
49. 药材产地为福建的是
50. 药材产地为安徽的是

[51-53]

A. 结晶法　　B. 萃取法　　C. 聚酰胺法
D. 葡聚糖凝胶法　　E. 离子交换树脂法

51. 根据分子大小分离的是
52. 根据分配系数分离的是
53. 根据吸附性分离的是

[54-57]

A. 含两个以上 β-OH 蒽醌
B. 含两个以上 α-OH 蒽醌
C. 含一个 β-OH 蒽醌
D. 含一个 α-OH 蒽醌
E. 无含氧取代基

54. 5% $NaHCO_3$ 水溶液可以从乙醚中萃取出来的蒽醌为
55. 5% Na_2CO_3 水溶液可以从乙醚中萃取出来的蒽醌为
56. 1% NaOH 水溶液可以从乙醚中萃取出来的蒽醌为
57. 5% NaOH 水溶液可以从乙醚中萃取出来的蒽醌为

[58-60]

A. 芦丁　　B. 橙皮素　　C. 黄连素
D. 大黄素　　E. 麦芽糖

58. 与 Feigl 反应阳性的是
59. 与 $ZrOCl_2$ 反应成黄色,加柠檬酸不褪色的是
60. 与 $NaBH_4$ 反应阳性的是

[61-64]

A. 环烯醚萜类　　B. 双环单萜类　　C. 倍半萜类
D. 二萜类　　E. 三萜类

61. 青蒿素属于
62. 穿心莲内酯属于
63. 梓醇属于
64. 樟脑属于

[65-66]

A. 苷元-(2-去氧糖)$_x$-(D-葡萄糖)$_y$
B. 苷元-(6-去羟基糖)$_x$-(D-葡萄糖)$_y$
C. 苷元-(2,6-去氧糖)$_x$-(D-葡萄糖)$_y$
D. 苷元-(6-去氧糖)$_x$-(D-葡萄糖)$_y$
E. 苷元-(D-葡萄糖)$_x$

65. Ⅰ型强心苷的结构是

66. Ⅱ型强心苷的结构是

[67－70]

A. 清半夏　　B. 姜半夏　　C. 法半夏

D. 制首乌　　E. 熟大黄

67. 用甘草、石灰水炮制的是

68. 用白矾、生姜炮制的是

69. 用黑豆炮制的是

70. 用黄酒炮制的是

[71－74]

A. 增塑剂　　B. 增稠剂　　C. 着色剂

D. 避光剂　　E. 防腐剂

71. 二氧化钛在空胶囊制备时作为

72. 甘油在空胶囊制备时作为

73. 琼脂在空胶囊制备时作为

74. 羟苯乙酯在空胶囊制备时作为

[75－77]

A. 崩解度　　B. 溶散时限　　C. 溶化性

D. 融变时限　　E. 溶出度

75. 栓剂应测定

76. 分散片应测定

77. 水丸应测定

[78－80]

A. 阿拉伯胶　　B. 明胶　　C. PVA

D. PEG　　E. CAP

78. 膜剂的辅料是

79. 肠溶衣的包材是

80. 硬胶囊的辅料是

[81－83]

A. 微晶纤维素　　B. 碳酸氢钠　　C. 硬脂酸镁

D. 乙基纤维素　　E. 聚乙二醇

81. 可用于泡腾片中作崩解剂的是

82. 水溶性润滑剂是

83. 疏水性润滑剂是

[84－87]

A. 生物利用度　　B. 绝对生物利用度　　C. 相对生物利用度

D. 溶出度　　E. 生物半衰期

84. 在规定溶剂中，药物从固体制剂中溶出的速度和程度，称为

85. 试验制剂与参比制剂血药浓度－时间曲线下面积的比值，称为

86. 试验制剂与其静脉给药参比制剂的血药浓度－时间曲线下面积的比值，称为

87. 药物体内血药浓度消除一半所需要的时间,称为

[88－90]

A. 副作用　　B. 毒性作用　　C. 变态反应

D. 后遗反应　　E. 特异质反应

88. 吃蚕豆引起溶血性黄疸属于

89. 长期服用小活络丹引起

90. 注射鱼腥草注射剂引起过敏性休克属于

[91－93]

A. 芦头　　B. 芦碗　　C. 艼

D. 珍珠疙瘩　　E. 铁线纹

91. 人参的根茎习称

92. 人参根茎上的不定根习称

93. 人参根茎上的凹窝状茎痕习称

[94－97]

A. 根　　B. 根茎　　C. 根及根茎

D. 块茎　　E. 鳞茎

94. 西洋参的药用部位是

95. 三七的药用部位是

96. 天麻的药用部位是

97. 莪术的药用部位是

[98－100]

A. 朱砂点　　B. 钉头　　C. 珍珠盘

D. 金包头　　E. 猪大肠

98. 银柴胡的特征是

99. 羌活的特征是

100. 防己的特征是

三、综合分析选择题(共10题,每题1分。题干分为若干组,每组题目基于同一个临床情景、病例、实例或者案例的背景信息逐题展开。每题的备选项中,只有一个最佳答案。)

[101－103]

大黄是多年生高大草本。生于山地林缘或草坡,野生或栽培,根茎粗壮。具有泻热毒,破积滞,行瘀血的功效。请回答下列问题:

101. 大黄泻下的成分属于

A. 大黄素　　B. 大黄酸　　C. 芦荟大黄素

D. 番泻苷　　E. 芦荟苷

102. 大黄的主要成分属于

A. 皂苷　　B. 生物碱　　C. 醌类

D. 香豆素　　E. 木脂素

103. 用于鉴别大黄主要成分的反应是

A. 盐酸－Mg粉反应　　B. Molish反应　　C. Feigl反应

D. K－K 反应　　　　　E. Gibbs 反应

[104－107]

柴胡舒肝丸具有舒肝理气、消胀止痛的功效，用于肝气不舒、胸胁痞闷、食滞不清、呕吐酸水。请回答下列问题：

104. 下列关于柴胡舒肝丸中麸炒枳壳的说法错误的是

A. 麸炒后缓和其生品的峻烈之性

B. 每 100 g 枳壳，用麦麸 10 kg

C. 用武火加热

D. 偏于理气、健胃消食

E. 表面淡黄色

105. 下列关于姜半夏的说法错误的是

A. 降低毒性，缓和药性，消除副作用

B. 增强降逆止呕作用

C. 炮制所用的材料是生姜、白矾

D. 炮制所用的材料是生姜

E. 可用于痰饮呕吐、胃脘痞满

106. 下列关于醋香附的说法错误的是

A. 加定量米醋拌匀，闷润至醋被吸尽，文火炒干

B. 每 100 kg 香附，用米醋 20 kg

C. 入肝经，增强疏肝止痛作用，能消积化滞

D. 加定量米醋、与米醋等量的水，煮至醋液被吸尽

E. 通经脉，散结滞

107. 下列关于白芍的说法错误的是

A. 生品具有泻肝火、平抑肝阳的功效

B. 寒性缓和，以养血和营、敛阴止汗为主的是炒白芍

C. 入血分，善于调经止血，柔肝止痛的是酒白芍

D. 具有增强养血和脾、止泻作用的是酒白芍

E. 引药入肝，敛血养血、疏肝解郁的是醋白芍

[108－110]

功效为清热燥湿，泻火解毒。用于湿热痞满、呕吐吞酸、泻痢、黄疸、高热神昏、心火亢盛、心烦不寐、血热吐衄、目赤、牙痛、消渴、痈肿疔疮；外治湿疹、湿疮、耳道流脓。请回答下列问题：

108. 上述药物是

A. 苦参　　　　B. 大黄　　　　C. 黄芩

D. 黄连　　　　E. 黄柏

109. 上述药物的道地药材产地是

A. 云南　　　　B. 安徽　　　　C. 四川

D. 福建　　　　E. 山东

110. 上述药物的主要成分是

A. 蒽醌　　　　B. 苷类　　　　C. 黄酮

D. 皂苷　　E. 生物碱

四、多项选择题(共 10 题,每题 1 分。每题的备选项中有 2 个或 2 个以上正确答案。少选、错选、多选均不得分。)

111. 中药药性理论的内容包括

A. 四气　　B. 五味　　C. 升降沉浮

D. 归经　　E. 有毒无毒

112. 属于升浮的药物包括

A. 菊花　　B. 浮萍　　C. 防风

D. 蔓荆子　　E. 旋覆花

113. 临床应当避忌的配伍关系有

A. 相须　　B. 相反　　C. 相恶

D. 相畏　　E. 相杀

114.《中国药典》测定川乌的指标成分为

A. 乌头碱　　B. 新乌头碱　　C. 次乌头碱

D. 乌头次碱　　E. 乌头胺

115. 盐酸 - 镁粉反应为阴性的有

A. 黄酮　　B. 黄酮醇　　C. 查耳酮

D. 二氢黄酮　　E. 橙酮

116. 除去鞣质可采用的方法有

A. 铅盐法　　B. 明胶法　　C. 聚酰胺吸附法

D. 石灰法　　E. 冷热处理法

117. 制霜法适用于

A. 巴豆　　B. 柏子仁　　C. 西瓜霜

D. 杏仁　　E. 信石

118. 易水解的药物包括

A. 苷类　　B. 含酚羟基的药物　　C. 酰胺类

D. 挥发油类　　E. 酯类

119. 牛膝药材的性状特征有

A. 细长圆柱形　　B. 表面棕红色

C. 质硬脆,易折断　　D. 断面有多数淡黄色小点排列成 2 ~4 轮

E. 气微,味甜

120. 蕲蛇药材的性状特征有

A. 翘鼻头　　B. 乌金衣　　C. 连珠斑

D. 佛指甲　　E. 白颈

绝密★启用前

考生姓名	
考生编号	

国家执业药师资格考试最后密押5套卷

中药学专业知识(一)试卷(3)

考生注意事项

1. 考生必须严格遵守各项考场规则。

(1)**在考试开考15分钟后不得入场。**

(2)交卷出场时间不得早于考试结束前30分钟。

(3)交卷结束后,不得再进考场续考,也不得在考场附近逗留或交谈。

2. 答题前,考生须在答题卡上填写考生姓名、报考单位和考生编号,同时涂写考试科目和考生编号的信息点。

3. 答案必须按要求涂写在指定的答题卡上,写在其他地方无效。

(1)填涂部分应该按照答题卡上的要求用2B铅笔完成,若要改动,必须用橡皮擦干净。

(2)书写部分必须用(蓝)黑色字迹钢笔、圆珠笔或签字笔在答题卡上作答。字迹要清楚。

4. **考试结束后,将答题卡装入原试卷袋中,试卷交给监考人员。**

中药学专业知识(一)试卷(3)

一、最佳选择题(共40题,每题1分。每题的备选项中,只有1个最符合题意。)

1. 我国最早的药典是
   A. 本草纲目　B. 新修本草　C. 证类本草
   D. 中华本草　E. 本草纲目拾遗
2. 治失眠、多梦、神志不清、癫狂等症,当选用归何经的药物
   A. 心经　B. 胃经　C. 脾经
   D. 肝经　E. 肾经
3. 属消除病理产物的功效是
   A. 疏肝　B. 养血　C. 宣肺
   D. 理气　E. 排石
4. 性能相类似的药物合用,可增强原有疗效配伍的是
   A. 相须　B. 相杀　C. 相使
   D. 相反　E. 相恶
5. 植物类药材显微鉴定时,加稀醋酸不溶解,加稀盐酸溶解而无气泡产生的后含物是
   A. 碳酸钙　B. 硅质块　C. 草酸钙结晶
   D. 糊粉粒　E. 淀粉粒
6. 目前,中药定性鉴别使用最多的色谱法是
   A. 高效液相色谱法　B. 气相色谱法　C. 薄层色谱法
   D. 纸色谱法　E. 柱色谱法
7. 山豆根的有效成分是
   A. 烟碱　B. 芦丁　C. 苦参碱
   D. 莨菪碱　E. 麻黄碱
8. 士的宁属于
   A. 吲哚类生物碱　B. 吡啶类生物碱　C. 莨菪烷类生物碱
   D. 异喹啉类生物碱　E. 有机胺类生物碱
9. 可以发生 Molish 反应的化合物是
   A. 浓硫酸　B. 浓盐酸　C. 苦杏仁苷
   D. 苯胺　E. 邻苯二甲酸
10. Fischer 投影式中距羰基最远的不对称碳原子的羟基向右为
    A. D 型　B. L 型　C. β 型
    D. α 型　E. S 型
11. 关于蒽醌类衍生物酸性强弱的说法,正确的是
    A. 酚羟基越多,酸性越强　B. 氨基越多,酸性越强　C. 芳基越多,酸性越强
    D. 甲基越多,酸性越强　E. 甲氧基越多,酸性越强

12. Borntrager 反应呈阳性的是

A. 羟基蒽醌　　B. 苯胺　　C. 苯酚

D. 苯醌　　E. 萘醌

13. 与四氢硼钠试剂反应呈阳性的是

A. 单糖　　B. 异黄酮　　C. 二氢黄酮

D. 黄酮　　E. 黄酮醇

14. 与明胶作用后形成水不溶性沉淀的是

A. 木脂素　　B. 香豆素　　C. 黄酮

D. 皂苷　　E. 鞣质

15. 宜用煅淬法炮制的药材是

A. 石决明　　B. 赭石　　C. 牡蛎

D. 白矾　　E. 石膏

16. 生地黄炮制成熟地黄的作用是

A. 清热凉血　　B. 生津止渴　　C. 滋阴凉血

D. 滋阴补血　　E. 补血止血

17. 利用制霜法降低毒性的中药是

A. 柏子仁　　B. 瓜蒌子　　C. 巴豆

D. 砒霜　　E. 西瓜霜

18. 水溶性基质栓剂的融变时限是

A. 15 min　　B. 30 min　　C. 45 min

D. 60 min　　E. 75 min

19. 质量要求溶散时限在 30min 内的丸剂是

A. 水丸　　B. 小蜜丸　　C. 水蜜丸

D. 滴丸　　E. 浓缩丸

20. 关于片剂润滑剂作用的说法,错误的是

A. 降低颗粒间的摩擦力,增加流动性

B. 避免粉粒在冲、模表面黏附,使片面光洁

C. 避免颗粒间互相黏附,使片剂易于崩解

D. 利于准确加料,减少片重差异

E. 降低片剂与冲、模间的摩擦力,利于出片

21. 关于气雾剂类型的说法,错误的是

A. 按给药定量与否,气雾剂可分为定量和非定量气雾剂

B. 按给药途径,气雾剂可分为吸入、非吸入气雾剂

C. 溶液型气雾剂属于二相气雾剂

D. 乳浊液型气雾剂属于三相气雾剂

E. 混悬液型气雾剂属于四相气雾剂

22. 起矫味、矫臭作用,且在收胶时有利于气泡逸散的胶剂辅料是

A. 冰糖　　B. 蜂蜜　　C. 花生油

D. 黄酒　　E. 明矾

23. 苦参原植物所属的科是

A. 苋科　　B. 豆科　　C. 伞形科

D. 兰科　　E. 百合科

24. 下列药材伪品中，质坚实，难折断，横切面可见数轮同心环纹的是

A. 人参伪品商陆的根　　B. 柴胡伪品大叶柴胡的根茎　　C. 龙胆伪品桃儿七的根

D. 山药伪品山薯的根茎　　E. 天麻伪品芭蕉的块茎

25. 表面具有“砂眼”，根头具有“珍珠盘”的药材是

A. 地榆　　B. 银柴胡　　C. 南沙参

D. 桔梗　　E. 续断

26. 切面韧皮部有红棕色至黑棕色分泌物，与木质部相间排列，呈数个同心型椭圆形环或偏心性半圆形环的药材是

A. 鸡血藤　　B. 大血藤　　C. 降香

D. 苏木　　E. 川木通

27. 外表面有残留橙黄色或棕黄色鳞片状粗皮，纤维性强，难折断，易纵向撕裂的药材是

A. 黄柏　　B. 桑白皮　　C. 白鲜皮

D. 香加皮　　E. 地骨皮

28. 常单生或2～3个基部连生，苞片外表面紫红色，内表面密被白色絮状绒毛的药材是

A. 丁香　　B. 红花　　C. 槐花

D. 款冬花　　E. 金银花

29. 与水共研能形成黄棕色乳状液的药材是

A. 乳香　　B. 没药　　C. 血竭

D. 青黛　　E. 冰片

30. 呈扁平长条形，全体共22个环节，从第二节起，每体节两侧有步足一对的药材是

A. 蜈蚣　　B. 地龙　　C. 全蝎

D. 斑蝥　　E. 水蛭

31. 能使中枢NA和DA含量减少的中药是

A. 党参、黄芪　　B. 石膏、知母　　C. 附子、干姜

D. 人参、白术　　E. 以上均不是

32. 马兜铃酸的主要毒性是

A. 肝毒性　　B. 神经毒性　　C. 心脏毒性

D. 肾毒性　　E. 皮肤毒性

33. 鸡内金的药用部位为

A. 干燥沙囊内壁　　B. 干燥内壳　　C. 干燥卵鞘

D. 干燥体　　E. 干燥分泌物

34. 药用部位为背甲和腹甲的中药材为

A. 石决明　　B. 海螵蛸　　C. 桑螵蛸

D. 龟甲　　E. 鳖甲

35. 羚羊角正品药材的动物来源是

A. 鹅喉羚羊　　B. 长尾羚羊　　C. 藏羚羊

D. 黄羊　　E. 赛加羚羊

36. 表面有“乌金衣”，断面具细密的同心层纹，粉末用清水调和后能“挂甲”的药材是

A. 羚羊角　　B. 鹿茸　　C. 牛黄

D. 地龙　　E. 蜈蚣

37. 朱砂中，呈细小颗粒或粉末状，色红明亮，触之不染手者，习称

A. 镜面砂　　B. 朱宝砂　　C. 豆瓣砂

D. 丹砂　　E. 赤砂

38. 主含三氧化二铁（Fe_2O_3）的药材是

A. 磁石　　B. 炉甘石　　C. 赭石

D. 滑石　　E. 芒硝

39. 哪种药材为纤维状的集合体，白色，半透明，体重，质软，纵断面绢丝样光泽

A. 石膏　　B. 炉甘石　　C. 赭石

D. 滑石　　E. 芒硝

40. 哪种药材为棱柱状或不规则块状，无色透明或类白色半透明，暴露在空气中则表面逐渐风化而覆盖一层白色粉末

A. 磁石　　B. 炉甘石　　C. 赭石

D. 滑石　　E. 芒硝

二、配伍选择题（共 60 题，每题 1 分。备选答案在前，试题在后。每组题均对应同一组备选答案，每题只有一个正确答案。每个备选答案可重复选用，也可不选用。）

[41－42]

A. 君药　　B. 臣药　　C. 佐助药

D. 佐制药　　E. 使药

41. 直接治疗次要兼证的是

42. 体现了处方的主攻方向的是

[43－44]

A. 汗法　　B. 清法　　C. 下法

D. 和法　　E. 消法

43. 通过和解或调和的作用以达到祛除病邪的一种治法是

44. 通过消食导滞和消坚散结作用，对气、血、痰、食、水、虫等积聚而成的有形之结，使之渐消缓散的一种治法是

[45－48]

A. 西藏　　B. 河南　　C. 云南

D. 河北　　E. 浙江

45. 板蓝根的产地是

46. 木香的产地是

47. 地黄的产地是

48. 郁金的产地是

[49－50]

A. 煎煮法　　B. 连续回流提取法　　C. 水蒸气蒸馏法

D. 渗漉法　　E. 分馏法

49. 不需要加热的提取方法是

50. 采用索氏提取器进行提取的方法是

[51－53]

A. 物质氢键吸附强弱的差别

B. 物质分子大小的差异

C. 物质在两相溶剂中分配比的差别

D. 物质解离程度的差别

E. 物质折光率大小的差别

51. 聚酰胺吸附法分离物质的根据是

52. 离子交换色谱法分离物质的根据是

53. 凝胶过滤法分离物质的根据是

[54－55]

A. 季铵生物碱　　B. 伯胺生物碱　　C. 仲胺生物碱

D. 叔胺生物碱　　E. 酰胺生物碱

54. 碱性最强的生物碱是

55. 碱性最弱的生物碱是

[56－59]

A. 7－羟基黄酮　　B. 七叶内酯　　C. 大黄酸

D. 苦参碱　　E. 葡萄糖醛酸

56. 与盐酸－镁粉反应呈阳性的化合物是

57. 虎杖中含有的蒽醌类化合物是

58. 秦皮中含有的香豆素类化合物是

59. 能与碘化铋钾试剂反应生成沉淀的化合物是

[60－63]

A. 麻黄碱　　B. 盐酸小檗碱　　C. 氧化苦参碱

D. 乌头碱　　E. 番木鳖碱

60.《中国药典》中,黄连的质量控制成分是

61.《中国药典》中,苦参的质量控制成分是

62.《中国药典》中,川乌的质量控制成分是

63.《中国药典》中,马钱子的质量控制成分是

[64－67]

A. 三萜皂苷　　B. 异黄酮　　C. 木脂素

D. 甾体皂苷　　E. 二萜

64.《中国药典》中,柴胡质量控制成分的结构类型是

65.《中国药典》中,葛根质量控制成分的结构类型是

66.《中国药典》中,五味子质量控制成分的结构类型是

67.《中国药典》中,穿心莲质量控制成分的结构类型是

[68－70]

A. 硬脂酸镁　　B. 十二烷基硫酸钠　　C. 吐温－80

D. 豆磷脂　　E. 苯扎氯铵

68. 属于非离子型表面活性剂的是

69. 属于两性离子型表面活性剂的是

70. 属于阳离子型表面活性剂的是

[71－73]

A. 潜溶剂　　B. 抛射剂　　C. 渗透压调节剂

D. 助悬剂　　E. 抗氧剂

71. 亚硫酸氢钠常用作偏酸性中药注射液的

72. 氯化钠常用作中药注射液的

73. 七氟丙烷可作为药用气雾剂的

[74－75]

A. 肥皂酯　　B. 甘油　　C. 植物油

D. 稀硫酸　　E. 不同浓度的乙醇

74. 制备以甘油明胶为基质的栓剂时,润滑剂宜选用

75. 制备以聚乙二醇－4000 为基质的滴丸时,冷凝液宜选用

[76－79]

A. 老蜜　　B. 蜜水　　C. 中蜜

D. 蜂蜜　　E. 嫩蜜

76. 黏性较强的药粉制蜜丸应选用

77. 黏性差的矿物药制蜜丸应选用

78. 富含纤维的药料制蜜丸应选用

79. 黏性中等的药粉制蜜丸应选用

[80－83]

A. 崩解剂　　B. 润湿剂　　C. 吸收剂

D. 黏合剂　　E. 润滑剂

80. 羧甲基淀粉钠常用作片剂的

81. 磷酸氢钙可作为中药片剂原料中油类的

82. 硬脂酸镁为中药片剂常用的

83. 不同浓度的乙醇为中药浸膏片制颗粒常用的

[84－85]

A. 氧化　　B. 聚合　　C. 变性

D. 水解　　E. 晶型转换

84. 穿心莲内酯在碱液中易

85. 制剂中有效成分具有酚羟基结构者易

[86－88]

A. 星点　　B. 云锦花纹　　C. 朱砂点

D. 车轮纹　　E. 菊花心

86. 甘草药材横切面显
87. 防己药材横切面显
88. 何首乌药材横切面显

[89 - 90]

A. 南沙参　　B. 狗脊　　C. 赤芍
D. 川芎　　E. 百部

89. 切面近边缘有 1 条棕黄色隆起的木质部环纹或条纹,外表偶有金黄色绒毛残留的饮片是
90. 纵切片呈蝴蝶状,切面灰白色或黄白色,散有黄棕色小油点的饮片是

[91 - 93]

A. 牡丹皮　　B. 桑白皮　　C. 杜仲
D. 苦楝皮　　E. 肉桂

91. 折断面呈平坦状的药材是
92. 折断面呈颗粒状的药材是
93. 折断面呈层片状的药材是

[94 - 96]

A. 鹤虱　　B. 酸枣仁　　C. 金樱子
D. 肉豆蔻　　E. 桑葚

94. 药用部位为干燥成熟种子的药材是
95. 药用部位为干燥果穗的药材是
96. 药用部位为干燥成熟种仁的药材是

[97 - 100]

A. 金钱白花蛇　　B. 蛤蚧　　C. 蕲蛇
D. 牛黄　　E. 鳖甲

97. 呈扁片状,全身密被细鳞,背部有黄白色或灰绿色斑点,足趾底面具吸盘的药材是
98. 表面有"乌金衣",断面具细密的同心层纹,粉末用清水调和后能"挂甲"的药材是
99. 具有"翘鼻头""方胜纹""连珠斑""佛指甲"性状特征的药材是
100. 背部黑色或灰黑色,有白色环纹 45 ~ 58 个,脊鳞扩大呈六角形的药材是

三、综合分析选择题(共 10 题,每题 1 分。题干分为若干组,每组题目基于同一个临床情景、病例、实例或者案例的背景信息逐题展开。每题的备选项中,只有一个最佳答案。)

[101 - 102]

外用膏剂中的软膏与膏药在中国应用甚早。在《黄帝内经·素问》"痈疽篇"中已有"疏砭之,涂以豕膏"的记载。汉代名医华佗在施用外科手术后,常习用"神膏"以促进伤口愈合。现代研究显示,外用膏剂可经皮给药而产生局部或全身治疗作用。

101. 透皮吸收是指

A. 药物从基质中释放、穿透表皮、吸收进入血液循环而产生全身作用
B. 药物从基质中释放、穿透皮肤进入皮下组织而产生全身作用
C. 药物进入真皮,起到局部治疗作用
D. 药物渗透表皮到达深部组织
E. 药物通过毛囊和皮脂腺到达体内

102. 关于外用膏剂叙述错误的是

A. 软膏剂多用于慢性皮肤病，对皮肤起保护、润滑作用

B. 软膏剂中的药物通过透皮吸收，也可产生全身治疗作用

C. 黑膏药可起保护、封闭和拔毒生肌等作用

D. 黑膏药只能起局部治疗作用

E. 橡胶膏剂不经预热可直接贴于皮肤，但药效维持时间短

[103－105]

某药材，主根表面灰褐色或灰黄色，有断续的纵皱纹和支根痕。周围有瘤状突起。体重，质坚实，断面灰绿色、黄绿色或灰白色。气微，味苦回甜。

103. 该药材是

A. 白芷　　B. 川芎　　C. 三七

D. 藁本　　E. 羌活

104. 该药材主产于

A. 云南　　B. 四川　　C. 河南

D. 东北　　E. 新疆

105. 该药材的支根称为

A. 剪口　　B. 绒根　　C. 芦头

D. 归头　　E. 筋条

[106－108]

某药材，呈类圆柱形，中部略粗或上粗下细，有的微弯曲似羊角，断面黑色，气特异似焦糖，味甘、微苦。

106. 该药材是

A. 羚羊角　　B. 地黄　　C. 玄参

D. 天麻　　E. 百合

107. 该药材主产于

A. 甘肃　　B. 四川　　C. 河南

D. 东北　　E. 浙江

108. 该药材堆放3～6天，使内部水分向外渗出，反复数次至内部变黑色，再晒干或烘干，习称

A. 渗水　　B. 发汗　　C. 干燥

D. 阴干　　E. 失水

[109－110]

某药材，呈椭圆形或长条形，表面黄白色，有纵皱纹及由点状突起（潜伏芽）排列而成的横环纹多轮。顶端有红棕色鹦嘴状的芽苞；底部有圆脐形疤痕。断面平坦，角质样。气微，味甘。

109. 经鉴定，该药材是

A. 商陆　　B. 木香　　C. 天麻

D. 川芎　　E. 茯苓

110. 该药材的入药部分为

A. 根　　B. 根茎　　C. 块茎

D. 球茎　　E. 根及根茎

四、多项选择题(共 10 题,每题 1 分。每题的备选项中有 2 个或 2 个以上正确答案。少选、错选、多选均不得分。)

111. 中药配伍的目的是

A. 增强疗效　　B. 改变药材性状　　C. 降低毒副作用
D. 改变药性药味　　E. 扩大适应范围

112. 下列哪些中药属于“怀药”

A. 地黄　　B. 牛膝　　C. 山药
D. 菊花　　E. 细辛

113. 用于衡量挥发油的主要化学常数有

A. 酸值　　B. 酯值　　C. 相对密度
D. 折光率　　E. 皂化值

114. Liebermann – Burchard 反应呈阳性的苷类有

A. 五环三萜皂苷　　B. 强心苷　　C. 甾体皂苷
D. 环烯醚萜苷　　E. 四环三萜皂苷

115. 按分散体系分类,液体药剂的主要类型有

A. 溶液　　B. 高分子溶液　　C. 溶胶
D. 混悬液　　E. 乳状液

116. 可用滴制法制备的剂型有

A. 软胶囊　　B. 蜜丸　　C. 浓缩丸
D. 滴丸　　E. 蜡丸

117. 属于口服片剂的有

A. 咀嚼片　　B. 舌下片　　C. 分散片
D. 泡腾片　　E. 口腔贴片

118. 影响中药制剂稳定性的因素有

A. 药物性质　　B. 辅料　　C. 制剂工艺
D. 剂型设计　　E. 贮藏条件

119. 牛黄的鉴别特征有

A. “乌金衣”
B. “挂甲”
C. 气清香,味先苦而后微甘
D. 可分为管黄和蛋黄两种
E. 体轻,质松脆易碎,断面金黄色,可见同心层纹

120. 羚羊角的性状术语有

A. 乌云盖顶　　B. 通天眼　　C. 手可握把
D. 骨塞　　E. 莲花

绝密★启用前

考生姓名	
考生编号	

国家执业药师资格考试最后密押5套卷

中药学专业知识(一)试卷(4)

考生注意事项

1. 考生必须严格遵守各项考场规则。

(1)**在考试开考15分钟后不得入场。**

(2)交卷出场时间不得早于考试结束前30分钟。

(3)交卷结束后,不得再进考场续考,也不得在考场附近逗留或交谈。

2. 答题前,考生须在答题卡上填写考生姓名、报考单位和考生编号,同时涂写考试科目和考生编号的信息点。

3. 答案必须按要求涂写在指定的答题卡上,写在其他地方无效。

(1)填涂部分应该按照答题卡上的要求用2B铅笔完成,若要改动,必须用橡皮擦干净。

(2)书写部分必须用(蓝)黑色字迹钢笔、圆珠笔或签字笔在答题卡上作答。字迹要清楚。

4. **考试结束后,将答题卡装入原试卷袋中,试卷交给监考人员。**

中药学专业知识(一)试卷(4)

一、最佳选择题(共40题,每题1分。每题的备选项中,只有1个最符合题意。)

1. 首创按药物的自然属性分类的本草著作是
A. 新修本草　B. 本草经集注　C. 神农本草经
D. 本草纲目　E. 本草纲目拾遗

2. 有些药材在产地加工过程中为了促使变色,增强气味或减小刺激性,有利于干燥,常对其进行
A. 切片　B. 分拣　C. 发汗
D. 硫熏　E. 揉搓

3. 伤津、伐胃,津液大伤及脾胃虚弱者不宜大量使用的是
A. 辛　B. 甘　C. 酸
D. 苦　E. 咸

4. 植物类药材显微鉴定时,加入钌红试液显红色的后含物是
A. 糊粉粒　B. 草酸钙结晶　C. 碳酸钙结晶
D. 菊糖　E. 黏液质

5. 可通过膨胀度进行鉴别的药材是
A. 哈蟆油　B. 人参　C. 黄柏
D. 五味子　E. 西红花

6. 具有"金井玉栏"特征的药材是
A. 白术　B. 天麻　C. 苍术
D. 桔梗　E. 当归

7. 不宜用煎煮法提取的中药化学成分是
A. 挥发油　B. 皂苷　C. 黄酮苷
D. 多糖　E. 蒽醌苷

8. 判断中药化学成分结晶纯度的依据是
A. 结晶的熔点和熔距　B. 结晶水的数量　C. 结晶醇的数量
D. 结晶的速度　E. 结晶的大小

9. 益母草碱的结构类型是
A. 吡啶类　B. 异喹啉类　C. 莨菪烷类
D. 吲哚类　E. 有机胺类

10. 具有升华性的生物碱是
A. 麻黄碱　B. 小檗碱　C. 川芎嗪
D. 长春碱　E. 药根碱

11. 多糖含有的糖基个数的范围是
A. 5个以上　B. 10个以上　C. 50个以上
D. 100个以上　E. 1000个以上

12. 主要含有醌类化合物的中药是

A. 丹参　B. 葛根　C. 地黄

D. 麦冬　E. 薄荷

13. 异羟肟酸铁反应显阳性的是

A. 黄酮类　B. 香豆素类　C. 蒽醌类

D. 强心苷类　E. 生物碱类

14. 用于黄酮类化合物的显色反应是

A. 碘－碘化钾反应　B. 甲基化反应　C. 酶解反应

D. 乙酰化反应　E. 盐酸－镁粉反应

15. 薄荷挥发油中含有的主要化学成分的结构类型是

A. 无环单萜类　B. 单环单萜类　C. 双环单萜类

D. 三环单萜类　E. 四环单萜类

16. 从含皂苷的水溶液中萃取皂苷的常用溶剂是

A. 石油醚　B. 氯仿　C. 乙醚

D. 正丁醇　E. 苯

17. 结构中含有 α－去氧糖的苷类化合物是

A. 环烯醚萜苷　B. 蒽醌苷　C. 皂苷

D. 黄酮苷　E. 强心苷

18. 下列除哪项外，均为盐炙药物

A. 知母　B. 黄柏　C. 川芎

D. 杜仲　E. 巴戟天

19. 炮制阿胶珠时，每 100 kg 阿胶丁，用蛤粉

A. 10 kg　B. 20 kg　C. 30 ~ 50 kg

D. 50 ~ 60 kg　E. 80 ~ 100 kg

20. 经过蒸制使药材软化，还可以防止变绿的药材是

A. 地黄　B. 川乌　C. 黄芩

D. 黄精　E. 何首乌

21. 散剂的水分含量是

A. 不得过 6.0%　B. 不得过 7.0%　C. 不得过 8.0%

D. 不得过 9.0%　E. 不得过 10.0%

22. 多成分制备的中药注射剂，其中结构明确的成分含量应不低于总固体的

A. 50%　B. 60%　C. 70%

D. 80%　E. 90%

23. 注射用油的酸值应

A. 不小于 0.1　B. 不大于 0.1　C. 不小于 0.2

D. 不大于 0.2　E. 不大于 0.3

24. 含糖型块状茶剂的含水量为

A. 1% 以下　B. 2% 以下　C. 3% 以下

D. 4% 以下　E. 5% 以下

25. 除另有规定外，颗粒剂含水分不得超过

A. 2.0%
B. 4.0%
C. 6.0%
D. 8.0%
E. 10.0%

26. 关于片剂包衣目的的说法，错误的是

A. 隔绝空气，避光，防潮，提高药物稳定性
B. 掩盖药物不良气味，增加用药的顺应性
C. 包薄膜衣可加快药物的溶出
D. 包肠溶衣可减少药物对胃的刺激
E. 包控释衣可控制药物的释放

27. 关于药物 β－环糊精包合物作用的说法，错误的是

A. 可提高药物的稳定性
B. 减少药物刺激性
C. 增加药物的溶解度
D. 增加药物的靶向性
E. 使液体药物粉末化

28. 能够明显改变血液流变学的中药是

A. 柴胡
B. 桔梗
C. 川芎
D. 半夏
E. 麻黄

29. 切面有多数淡黄色小点（维管束）排列成数轮同心环的饮片是

A. 防己
B. 柴胡
C. 龙胆
D. 川牛膝
E. 知母

30. 银柴胡原植物所属的科是

A. 蓼科
B. 毛茛科
C. 豆科
D. 石竹科
E. 五加科

31. 气香浓烈，味甜、辣的饮片是

A. 黄柏
B. 牡丹皮
C. 秦皮
D. 香加皮
E. 肉桂

32. 呈棒状，上粗下细，略弯曲，表面黄白色或绿白色，密被短柔毛的药材是

A. 丁香
B. 菊花
C. 槐花
D. 款冬花
E. 金银花

33. 种子水浸后，种皮呈龟裂状的药材是

A. 牵牛子
B. 决明子
C. 沙苑子
D. 苦杏仁
E. 酸枣仁

34. 五味子的主产地区是

A. 华东
B. 华南
C. 西南
D. 西北
E. 东北

35. 呈椭圆形，表面棕色或灰棕色，有 13～20 条纵向断续突起棱线的药材是

A. 豆蔻
B. 木瓜
C. 益智仁
D. 砂仁
E. 小茴香

36.《中国药典》2015 年版一部规定，含叶量不得少于 20% 的药材是

A. 大蓟
B. 广藿香
C. 蒲公英
D. 鱼腥草
E. 穿心莲

37. 外色黑似铁,研粉红似血,火燃呛鼻,有苯甲酸样气味的药材是

A. 阿魏　　B. 血竭　　C. 没药

D. 乳香　　E. 安息香

38. 入水浮于水面,加热逐渐下沉,火烧即发出轻微爆鸣及明亮火焰的药材是

A. 青黛　　B. 儿茶　　C. 蒲黄

D. 乳香　　E. 海金沙

39. 嗅之作嚏,断面沾水即呈乳白色突起的药材是

A. 鸡内金　　B. 蛤蚧　　C. 地龙

D. 水蛭　　E. 蟾酥

40. 炉甘石的主成分是

A. 二硫化二砷　　B. 二硫化铁　　C. 碳酸锌

D. 硫酸钙　　E. 硫化汞

二、配伍选择题(共 60 题,每题 1 分。备选答案在前,试题在后。每组题均对应同一组备选答案,每题只有一个正确答案。每个备选答案可重复选用,也可不选用。)

[41－42]

A. 酸温　　B. 苦寒　　C. 辛凉

D. 甘温　　E. 咸寒

41. 能清热燥湿的药,其性味大多

42. 能发散风热的药,其性味大多

[43－46]

A. 甘肃　　B. 河南　　C. 四川

D. 云南　　E. 辽宁

43. 细辛的主产地是

44. 大黄的主产地是

45. 茯苓的主产地是

46. 附子的主产地是

[47－50]

A. 异羟肟酸铁反应　　B. 丙酮加成反应　　C. 氯化汞反应

D. 盐酸－镁粉反应　　E. 铜络盐反应

47. 可鉴别麻黄碱的反应是

48. 可鉴别小檗碱的反应是

49. 可鉴别香豆素的反应是

50. 可鉴别莨菪碱的反应是

[51－54]

A. 士的宁　　B. 麻黄碱　　C. 苦参碱

D. 莨菪碱　　E. 小檗碱

51. 马钱子中所含的生物碱是

52. 天仙子中所含的生物碱是

53. 黄连中所含的生物碱是

54. 山豆根中所含的生物碱是

[55 - 56]

A. Borntrager 反应　　B. 无色亚甲蓝反应　　C. 四氢硼钠反应

D. 吉布斯反应　　E. 菲林反应

55. 蒽醌类化合物呈阳性反应的是

56. 萘醌类化合物呈阳性反应的是

[57 - 60]

A. 蒽醌类　　B. 皂苷类　　C. 生物碱类

D. 黄酮类　　E. 木脂素类

57. 知母中主要化学成分的结构类型是

58. 芦荟中主要化学成分的结构类型是

59. 连翘中主要化学成分的结构类型是

60. 陈皮中主要化学成分的结构类型是

[61 - 63]

A. 强心苷　　B. 甾体皂苷　　C. 蒽醌苷

D. 黄酮苷　　E. 三萜皂苷

61. 香加皮中的皂苷是

62. 人参中的皂苷是

63. 麦冬中的皂苷是

[64 - 67]

A. 斑蝥　　B. 决明子　　C. 白术

D. 马钱子　　E. 水蛭

64. 用米炒的是

65. 用土炒的是

66. 用砂炒的是

67. 用滑石粉炒的是

[68 - 70]

A. 文火　　B. 武火　　C. 中火

D. 先文后武　　E. 先武后文

68. 炒王不留行的火候为

69. 蒲黄炒炭的火候为

70. 麸炒枳壳的火候为

[71 - 73]

A. 破裂　　B. 酸败　　C. 分层

D. 絮凝　　E. 转相

71. ζ 电位降低促使液滴聚集,出现乳滴聚集成团的现象,称为

72. 分散相乳滴合并且与连续相分离成不相混溶的两层液体的现象,称为

73. 乳剂在放置过程中,乳滴逐渐聚集在上层或下层的现象,称为

[74 - 76]

A. 金属离子络合剂　B. 乳化剂　C. 抛射剂

D. 抗氧剂　E. 矫味剂

74. 亚硫酸钠作为偏碱性中药注射液的

75. 乙二胺四乙酸二钠可作为中药注射液的

76. 硬脂酸三乙醇胺皂可作为气雾剂的

[77 - 80]

A. 增塑剂　B. 增稠剂　C. 增光剂

D. 遮光剂　E. 防腐剂

77. 二氧化钛在明胶空心胶囊中作

78. CMC - Na 在明胶空心胶囊中作

79. 十二烷基磺酸钠在明胶空心胶囊中作

80. 对羟基苯甲酸乙酯在明胶空心胶囊中作

[81 - 83]

A. 6%　B. 9%　C. 12%

D. 15%　E. 18%

81. 水丸的含水量不得过

82. 水蜜丸的含水量不得过

83. 蜜丸的含水量不得过

[84 - 85]

A. 冰糖　B. 麻油　C. 黄油

D. 花生油　E. 明矾

84. 沉淀胶液中的泥沙杂质,增加胶剂的透明度的辅料是

85. 增加胶剂的透明度和硬度,并有矫味作用的辅料是

[86 - 88]

A. 特异质反应　B. 后遗效应　C. 副作用

D. 毒性反应　E. 变态反应

86. 麻黄治疗哮喘时,会出现失眠现象,被认为是

87. 服用洋金花等可致次日口干、视物模糊等表现,被认为是

88. 患者由于红细胞膜内葡萄糖 - 6 - 磷酸脱氢酶不足或缺失,服用蚕豆会引起溶血性黄疸,被认为是

[89 - 90]

A. 炮附片　B. 绵马贯众　C. 川芎

D. 狗脊　E. 白芷

89. 呈不规则长条形或圆形,切面近边缘 1 ~ 4 mm 处有 1 条棕黄色隆起的木质环纹或条纹的饮片是

90. 呈不规则厚片,横切面有 5 ~ 13 个黄白色维管束小点且环状排列的饮片是

[91 - 93]

A. 商陆　B. 防风　C. 木香

D. 松贝　　E. 天南星

91. 具有"枯骨"性状特征的药材是

92. 具有"罗盘纹"性状特征的药材是

93. 具有"蚯蚓头"性状特征的药材是

[94 - 96]

A. 合欢皮　　B. 秦皮　　C. 白鲜皮

D. 杜仲　　E. 地骨皮

94. 断面有细密、银白色、富弹性的橡胶丝相连的药材是

95. 外表面灰白色,有羊膻气的药材是

96. 药材呈筒状或槽状,外表面灰黄色,粗糙,易成鳞片状剥落的药材是

[97 - 98]

A. 海金沙　　B. 青黛　　C. 儿茶

D. 冰片　　E. 五倍子

97. 置火中燃烧时发出爆鸣声且有闪光的药材是

98. 用微火灼烧时产生紫红色烟雾的药材是

[99 - 100]

A. 干燥卵鞘　　B. 干燥胆结石　　C. 干燥内壳

D. 雌虫干燥体　　E. 雄虫干燥体

99. 土鳖虫的药用部位是

100. 牛黄的药用部位是

三、综合分析选择题(共 10 题,每题 1 分。题干分为若干组,每组题目基于同一个临床情景、病例、实例或者案例的背景信息逐题展开。每题的备选项中,只有一个最佳答案。)

[101 - 103]

某药材,类球形、椭圆形或卵圆形,表面有横向环状浅沟纹和细小突起的须根痕,底部有瘤状芽痕。断面黄白色,粉性,有多数细孔。气微,味微苦。

101. 该药材是

A. 半夏　　B. 天南星　　C. 三棱

D. 莪术　　E. 泽泻

102. 该药材的入药部位为

A. 根茎　　B. 块茎　　C. 球茎

D. 鳞茎　　E. 根

103. 该药材的主产地区为

A. 河南　　B. 安徽　　C. 福建

D. 甘肃　　E. 广东

[104 - 106]

黄芩中含有黄芩苷、黄芩素、汉黄芩苷、汉黄芩素。其中黄芩苷是主要有效成分,具有抗菌、消炎作用,是中成药"注射用双黄连(冻干)"的主要成分。《中国药典》以黄芩苷为指标成分进行含量测定。

104. 黄芩苷属于

A. 萜类　　B. 生物碱　　C. 蒽醌
D. 黄酮　　E. 香豆素

105. 除哪项外,均能和黄芩苷发生化学反应

A. 盐酸-镁粉反应　　B. 四氢硼钠反应　　C. 醋酸镁反应
D. 氨性氯化锶反应　　E. 三氯化铁反应

106. 保存或炮制不当,导致黄芩变绿色的原因是黄芩苷最终生成了哪类物质

A. 黄芩素　　B. 汉黄芩苷　　C. 醌类衍生物
D. 汉黄芩素　　E. 花色素

[107-108]

苏子降气丸由紫苏子、半夏、厚朴、前胡、陈皮、沉香、当归、甘草组成,具有降气化痰、温肾纳气之功效,主治上盛下虚、气逆痰壅所致的咳嗽喘息、胸膈满闷。

107. 处方中半夏应选用

A. 清半夏　　B. 法半夏　　C. 姜半夏
D. 生半夏　　E. 竹沥半夏

108. 关于当归的说法,错误的是

A. 生品质润、具有补血、调经、润肠通便的功能
B. 酒当归,活血通经、祛瘀止痛的作用增强,用于经闭痛经、风湿痹痛、跌打损伤、瘀血肿痛
C. 土炒当归,既能增强入脾补血作用,又能缓和油润而不滑肠,可用于治疗血虚便溏、腹中时痛
D. 当归炭,以止血和血为主,用于崩中漏下、月经过多
E. 传统习惯止血用归尾,补血用归身,破血用归头,补血活血用全当归

[109-110]

玉屏风胶囊的药物组成为黄芪、白术(炒)、防风,具有益气、固表、止汗之功效,主治表虚不固所致的自汗,症见自汗恶风、面色㿠白,或体虚易感风邪者。

109. 玉屏风胶囊的囊材主要成分为

A. 琼脂　　B. 海藻酸钠　　C. 明胶
D. 甲基纤维素　　E. 聚维酮

110. 硬胶囊的崩解时限为

A. 1 h　　B. 2 h　　C. 60 min
D. 30 min　　E. 5 min

四、多项选择题(共 10 题,每题 1 分。每题的备选项中有 2 个或 2 个以上正确答案。少选、错选、多选均不得分。)

111. 关于生物碱的说法,正确的有

A. 大多具有碱性　　B. 大多具有酸性　　C. 大多具有生物活性
D. 结构中都含有氮原子　　E. 结构中都含有金属原子

112. 关于苷类化合物的说法,正确的有

A. 结构中均有糖基　　B. 可发生酶水解反应　　C. 大多具有挥发性
D. 可发生酸水解反应　　E. 大多具有升华性

113. 主要含有黄酮类化合物的中药有

A. 槐米　　B. 川乌　　C. 银杏叶
D. 黄芩　　E. 葛根

114. 关于除去热原的说法正确的有
A. 活性炭可吸附药液中的热原
B. 100 ℃、60 min 煮沸灭菌可彻底破坏药液中的热原
C. 玻璃器皿可采用重铬酸钾硫酸清洁液处理破坏热原
D. 采用0.22 μm 的微孔滤膜可滤除药液中的热原
E. 超滤膜可截留分子量大的热原

115. 关于胶囊剂的说法正确的有
A. 肠溶胶囊不溶于胃液但能在肠液中崩解释放药物
B. 控释胶囊应在规定的释放介质中缓慢地恒速释放药物
C. 缓释胶囊应在规定的释放介质中缓慢地非恒速释放药物
D. 硬胶囊内容物可以是药物的均匀粉末、细小颗粒、小丸
E. 软胶囊俗称胶丸，其制法有滴制法和压制法

116. 下列属于制药用水的有
A. 饮用水　　B. 纯化水　　C. 注射用水
D. 灭菌注射用水　　E. 矿物质水

117. 大黄的炮制品有
A. 酒大黄　　B. 醋大黄　　C. 大黄炭
D. 熟大黄　　E. 清宁片

118. 植物药的采收原则有
A. 根及根茎类药材一般宜在秋冬季地上部分将枯萎时、春初发芽前或刚出苗时采收
B. 皮类药材一般宜在春末夏初采收
C. 叶类药材一般宜在开花前或果实成熟前采收
D. 花类药材在含苞待放或开放时采收
E. 种子类药材在果实、种子成熟时采收

119. 双子叶植物根茎类中药的性状特征一般有
A. 表面无节和节间　　B. 外表常有木栓层　　C. 横切面有放射状结构
D. 断面中央有明显的髓部　　E. 内皮层环明显

120. 组织结构中有树脂道的药材有
A. 桔梗　　B. 人参　　C. 当归
D. 三七　　E. 西洋参

绝密★启用前

考生姓名	
考生编号	

国家执业药师资格考试最后密押5套卷

中药学专业知识(一)试卷(5)

考生注意事项

1. 考生必须严格遵守各项考场规则。

(1) **在考试开考15分钟后不得入场。**

(2) 交卷出场时间不得早于考试结束前30分钟。

(3) 交卷结束后,不得再进考场续考,也不得在考场附近逗留或交谈。

2. 答题前,考生须在答题卡上填写考生姓名、报考单位和考生编号,同时涂写考试科目和考生编号的信息点。

3. 答案必须按要求涂写在指定的答题卡上,写在其他地方无效。

(1) 填涂部分应该按照答题卡上的要求用2B铅笔完成,若要改动,必须用橡皮擦干净。

(2) 书写部分必须用(蓝)黑色字迹钢笔、圆珠笔或签字笔在答题卡上作答。字迹要清楚。

4. **考试结束后,将答题卡装入原试卷袋中,试卷交给监考人员。**

中药学专业知识(一)试卷(5)

一、最佳选择题(共40题,每题1分。每题的备选项中,只有1个最符合题意。)

1. 属于病名类主治病证的是

A. 血淋　B. 风热表证　C. 肺痈

D. 耳鸣　E. 胃痛

2. 根据组成原则,属于反佐药的是

A. 直接治疗次要兼病的药　B. 减缓君臣药毒性的药　C. 减缓君臣药烈性的药

D. 协助君臣药加强治疗作用的药　E. 与君药药性相反而又能在治疗中起相成作用的药

3. 甘草的适宜采收期是

A. 生长初期　B. 生长末期　C. 开花末期

D. 开花前期　E. 开花盛期

4. 适用于分离酸性成分的是

A. 明胶　B. 氧化铝　C. 氧化钙

D. 硅胶　E. 大孔树脂

5.《中国药典》中,以莨菪碱为质量控制成分之一的中药是

A. 苦参　B. 麻黄　C. 天仙子

D. 连翘　E. 地骨皮

6. 川乌的水解产物中,属于醇胺型生物碱的是

A. 乌头碱　B. 乌头次碱　C. 乌头原碱

D. 次乌头碱　E. 中乌头碱

7.《中国药典》中,以苦杏仁苷为质量控制成分的中药是

A. 雷公藤　B. 肉桂　C. 细辛

D. 郁李仁　E. 秦皮

8. 治疗白斑病的中药化学成分类型是

A. 多糖　B. 无机酸　C. 鞣质

D. 呋喃香豆素　E. 五环三萜

9. 因保存或炮制不当,有效成分水解、氧化,变为绿色的药材是

A. 黄芩　B. 黄连　C. 姜黄

D. 黄柏　E. 黄芪

10.《中国药典》中,以橙皮苷作为质量控制指标的中药是

A. 龙胆　B. 穿心莲　C. 黄芪

D. 陈皮　E. 黄柏

11. 含有强心苷的中药是

A. 知母　B. 罗布麻叶　C. 白术

D. 淫羊藿　E. 合欢皮

12. 泻下作用缓和，腹痛之副作用减轻，并能增强活血祛瘀之功的饮片是

A. 生大黄　B. 熟大黄　C. 大黄炭
D. 酒大黄　E. 醋大黄

13. 不仅酸味减弱，且增加了苦味，长于消食止泻。用于食积兼脾虚和痢疾的饮片是

A. 生山楂　B. 炒山楂　C. 焦山楂
D. 山楂炭　E. 蜜炙山楂

14. 既能增强入脾补血作用，又能缓和油润而不滑肠。可用于治疗血虚便溏，腹中时痛的药材是

A. 全当归　B. 酒当归　C. 土炒当归
D. 当归炭　E. 蜜炙当归

15. 蒸后主要是为了便于软化切片，同时可破坏酶，保存苷类成分的饮片是

A. 地黄　B. 女贞子　C. 天麻
D. 五味子　E. 肉苁蓉

16. 断面白色或灰白色，显粉性，皮部散有多数棕色油点（分泌腔），形成层环近方形或近圆形，气芳香，味辛、微苦的药材是

A. 玉竹　B. 山药　C. 桔梗
D. 地黄　E. 白芷

17. 关于药品贮藏有关规定的说法，错误的是

A. 避光是指贮藏时避免阳光照射
B. 阴凉处是指贮藏温度不超过 20 ℃
C. 凉暗处是指避光且贮藏温度不超过 20 ℃
D. 常温是指贮藏温度为 25 ℃
E. 冷处是指贮藏温度为 2 ℃～10 ℃

18. 防止空气与水分的侵入以防止污染的贮藏方法是

A. 包装　B. 封口　C. 密闭
D. 密封　E. 熔封

19. 应检查乙醇量的是

A. 溶液剂　B. 流浸膏剂　C. 乳剂
D. 糖浆剂　E. 合剂

20. 属于阴离子型表面活性剂的是

A. 硫酸化蓖麻油　B. 洁尔灭　C. 新洁尔灭
D. 卵磷脂　E. 豆磷脂

21. 关于纯化水说法错误的是

A. 作为配制普通药物制剂用的溶剂或试验用水
B. 作为中药注射剂、滴眼剂等灭菌制剂所用饮片的提取溶剂
C. 作为口服、外用制剂配制用溶剂或稀释剂
D. 用作注射剂容器的精洗
E. 用作非灭菌制剂所用饮片的提取溶剂

22. 根据注射用油的质量要求，酸值应不大于

A. 0.1　B. 0.2　C. 0.3

D. 0.4　E. 0.5

23. 下列软膏基质,属于水溶性基质的是

A. 蜂蜡　B. 石蜡　C. CMC – Na

D. 植物油　E. 氢化植物油

24. 常温下为固体,可塑性好,无刺激性,能与多种药物配伍使用。加热至 25 ℃开始软化,在体温下即能迅速熔化。此基质为

A. 可可豆脂　B. 甘油明胶　C. 半合成山苍子油脂

D. 半合成棕榈油脂　E. 半合成椰子油脂

25. 可用作软胶囊填充的物料是

A. 药物的油溶液　B. 药物的水溶液　C. 药物的丙酮溶液

D. 药物的乙醇溶液　E. 药物的 O/W 型乳剂

26. 含毒性饮片或刺激性饮片以及需延缓药效的方药,可制成

A. 水丸　B. 水蜜丸　C. 小蜜丸

D. 糊丸　E. 浓缩丸

27. 关于缓释、控释制剂的说法,错误的是

A. 缓释制剂给药后血药浓度较为平稳

B. 渗透泵片可以均匀地恒速释放药物

C. 药效作用剧烈的药物宜制成控释制剂

D. 肌内注射药物的混悬液具有缓释作用

E. 胃漂浮片可提高药物在十二指肠的疗效

28. 清热药与其清泄里热功效相关的作用不包括

A. 抗病原体　B. 抗毒素　C. 解热

D. 镇痛　E. 抗肿瘤

29. 理气药的药理作用不包括

A. 调节胃肠运动　B. 调节消化液分泌　C. 利尿

D. 松弛支气管平滑肌　E. 调节子宫平滑肌

30. 叶柄残基的断面有 5 ~ 13 个黄白色维管束且环列的药材是

A. 绵马贯众　B. 南沙参　C. 胡黄连

D. 北沙参　E. 川牛膝

31. 外皮薄,多破裂反卷,易剥落。断面纤维性,切面黄白色,具放射状纹理及裂隙,气微,味极苦的药材是

A. 绵马贯众　B. 防己　C. 狗脊

D. 何首乌　E. 苦参

32. 外表面白色,残留橙黄色鳞片状粗皮;内表面黄白色,体轻,质韧,纤维性强,易纵向撕裂,撕裂时有粉尘飞扬的药材是

A. 桑白皮　B. 秦皮　C. 地骨皮

D. 黄柏　E. 杜仲

33. 续断的产地加工方法是

A. 切片　B. 揉搓　C. 硫熏

D. 烫　　E. 发汗

34. 外皮常呈鳞片状剥落,剥落处显暗红棕色。质硬,断面皮部红棕色,有数处向内嵌入木部的药材是

A. 鸡血藤　　B. 大血藤　　C. 桑枝
D. 钩藤　　E. 苏木

35. 三出复叶,小叶片卵圆形,顶生小叶基部心形,两侧小叶偏心形,外侧较大,呈耳状,边缘具黄色刺毛状细锯齿的药材是

A. 罗布麻叶　　B. 淫羊藿　　C. 枇杷叶
D. 大青叶　　E. 番泻叶

36. 呈研棒状,花冠圆球形,萼筒圆柱状,稍弯曲,棕褐色,上部有 4 枚三角状的萼片,十字状分开的药材是

A. 菊花　　B. 辛夷　　C. 金银花
D. 丁香　　E. 洋金花

37. 呈纽扣状圆板形,表面密被灰棕色或灰绿色绢状茸毛,自中间向四周呈辐射状排列的药材是

A. 马钱子　　B. 栀子　　C. 牛蒡子
D. 沙苑子　　E. 金樱子

38. 茎方柱形,节稍膨大,披针形或卵状披针形,两面光滑,味极苦的药材是

A. 香薷　　B. 穿心莲　　C. 半枝莲
D. 广藿香　　E. 茵陈

39. 鉴别麝香的性状特征术语是

A. 虎牙　　B. 大挺　　C. 挂甲
D. 银皮　　E. 剑脊

40. 呈不规则块状,表面灰白色,显粉性,多孔,似蜂窝状。体轻,质松易碎,有吸湿性的药材是

A. 滑石　　B. 石膏　　C. 炉甘石
D. 朱砂　　E. 芒硝

二、配伍选择题(共 60 题,每题 1 分。备选答案在前,试题在后。每组题均对应同一组备选答案,每题只有一个正确答案。每个备选答案可重复选用,也可不选用。)

[41 -43]

A. 收敛固涩　　B. 发散、行气　　C. 补虚、缓急
D. 坚阴、通泄　　E. 软坚散结、泻下通便

41. 依据中药药性理论,辛味所示的作用是

42. 依据中药药性理论,苦味所示的作用是

43. 依据中药药性理论,咸味所示的作用是

[44 -45]

A. 天麻　　B. 阿胶　　C. 玄参
D. 山药　　E. 泽泻

44. 产于贵州的道地药材是

45. 产于浙江的道地药材是

[46－47]

A. 士的宁　B. 黄芩苷　C. 人参皂苷

D. 厚朴酚　E. 七叶内酯

46. 属于生物碱的是

47. 属于黄酮类化合物的是

[48－50]

A. 莨菪碱　B. 苦参碱　C. 麻黄碱

D. 去甲乌药碱　E. 汉防己甲素

48. 具有中枢兴奋作用的有机胺类生物碱是

49. 具有抗肿瘤作用的双稠哌啶类生物碱是

50. 具有解痉镇痛,解有机磷中毒和散瞳作用的生物碱是

[51－52]

A. 黄芩　B. 黄连　C. 葛根

D. 陈皮　E. 满山红

51.《中国药典》中,以橙皮苷为质量控制成分的是

52.《中国药典》中,以杜鹃素为质量控制成分的是

[53－55]

A. 苯醌　B. 萘醌　C. 菲醌

D. 蒽醌　E. 三萜

53. 紫草素属于

54. 丹参醌ⅡA 属于

55. 大黄素属于

[56－57]

A. 乌苏烷型　B. 羊毛甾烷型　C. 螺甾烷型

D. 达玛烷型　E. 羽扇豆烷型

56. 熊果酸的结构类型是

57. 菝葜皂苷的结构类型是

[58－60]

A. 四环三萜皂苷　B. 五环三萜皂苷　C. 甾体皂苷

D. 强心苷　E. 氰苷

58. 甘草酸属于

59. 知母皂苷属于

60. 人参皂苷 Rb1 属于

[61－62]

A. 镇痛　B. 镇静　C. 利尿

D. 解热　E. 调节胃肠运动

61. 理气药的主要药理作用是

62. 祛风湿药的主要药理作用是

[63－64]

A. 山药　　B. 土炒山药　　C. 麸炒山药

D. 焦山药　　E. 山药炭

63. 以补脾止泻为主,用于脾虚久泻,或大便泄泻的是

64. 以补脾健胃为主,用于脾虚食少、泄泻便溏、白带过多的是

[65－67]

A. 引药上行,增强活血通络作用

B. 引药入肝,增强活血止痛作用

C. 制其寒性,增强和胃止呕作用

D. 引药下行,增强滋阴降火作用

E. 缓和药性,增强润肺止咳作用

65. 蜜炙法炮制中药的目的是

66. 盐炙法炮制中药的目的是

67. 酒炙法炮制中药的目的是

[68－70]

A. 5 min　　B. 10 min　　C. 30 min

D. 60 s　　E. 3 min

68. 除另有规定外,药材原粉片的崩解时限为

69. 除另有规定外,口腔含片的崩解时限为

70. 除另有规定外,泡腾片的崩解时限为

[71－73]

A. 抗氧化剂　　B. 抑菌剂　　C. 止痛剂

D. 渗透压调节剂　　E. pH 调节剂

71. 苯酚在注射剂中用作

72. 氯化钠在注射剂中用作

73. 抗坏血酸在注射剂中用作

[74－75]

A. 橡胶贴膏　　B. 凝胶贴膏　　C. 膏药

D. 贴剂　　E. 软膏剂

74. 除另有规定外,要求检查软化点的剂型是

75. 除另有规定外,要求检查释放度的剂型是

[76－78]

A. 增光剂　　B. 增稠剂　　C. 遮光剂

D. 防腐剂　　E. 增塑剂

76. 对羟基苯甲酸乙酯在明胶空心胶囊中用作

77. 二氧化钛在明胶空心胶囊中用作

78. 山梨醇在明胶空心胶囊中用作

[79－81]

A. 糊丸　　B. 滴丸　　C. 小蜜丸

D. 大蜜丸　　E. 包衣滴丸

79. 除另有规定外,不检查溶散时限的丸剂是

80. 除另有规定外,应在 2 小时内全部溶散的丸剂是

81. 除另有规定外,应在 30 分钟内全部溶散的丸剂是

[82 - 83]

A. 车轮纹　　B. 罗盘纹　　C. 菊花心

D. 星点　　E. 云锦状花纹

82. 断面平坦,灰白色,富粉性,有排列较稀疏的放射状纹理,俗称

83. 切面黄白色,木部隆起,形成数个突起的同心性环纹,俗称

[84 - 85]

A. 防风　　B. 川芎　　C. 苦参

D. 甘草　　E. 黄芪

84. 来源于伞形科,药用部分为干燥根茎的是

85. 来源于豆科,药用部分为干燥根及根茎的是

[86 - 88]

A. 苦参　　B. 巴戟天　　C. 紫草

D. 白术　　E. 浙贝母

86. 扁圆柱形,略弯曲,有的皮部横向断离,露出木部的药材是

87. 呈不规则的肥厚团块,表面灰黄色或灰棕色,有瘤状突起及断续的纵皱纹和沟纹,顶端有残留茎基的药材是

88. 呈不规则的长圆柱形,多扭曲,表面紫红色或紫褐色,皮部疏松,呈条形片状,常 10 余层重叠的药材是

[89 - 91]

A. 赤芍　　B. 当归　　C. 白芷

D. 板蓝根　　E. 细辛

89. 断面白色或灰白色,显粉性,皮部散有多数棕色油点,形成层环近方形或近圆形。气芳香,味辛、微苦的饮片是

90. 质柔韧,断面黄白色,皮部厚,有裂隙及多数棕色点状分泌腔。有浓郁的香气,味甘、辛、微苦的饮片是

91. 断面粉白色或粉红色,皮部窄,木部放射状纹理明显,粉性,俗称"糙皮粉渣"。气微香,味微苦、酸涩的饮片是

[92 - 93]

A. 桑白皮　　B. 白鲜皮　　C. 合欢皮

D. 海桐皮　　E. 地骨皮

92. 质脆,易折断,折断时有粉尘飞扬;有羊膻气,味微苦的药材是

93. 质韧,难折断,易纵向撕裂,撕裂时有粉尘飞扬;气微,味微甘的药材是

[94 - 96]

A. 辛夷　　B. 菊花　　C. 槐花

D. 红花　　E. 金银花

94. 原植物属于豆科的饮片是
95. 原植物属于忍冬科的饮片是
96. 原植物属于木兰科的饮片是

[97 - 98]

A. 蛤蚧　　B. 牛黄　　C. 斑蝥
D. 麝香　　E. 羚羊角

97. 具有"乌金衣"特征的药材是
98. 具有"通天眼"特征的药材是

[99 - 100]

A. $ZnCO_3$　　B. Fe_2O_3　　C. FeS_2
D. As_2S_2　　E. HgS

99. 雄黄的主要成分是
100. 自然铜的主要成分是

三、综合分析选择题(共 10 题,每题 1 分。题干分为若干组,每组题目基于同一个临床情景、病例、实例或者案例的背景信息逐题展开。每题的备选项中,只有一个最佳答案。)

[101 - 103]

生脉注射液的药物组成包括红参、麦冬、五味子。附加剂为 VC、焦亚硫酸钠、甘油。具有益气养阴,复脉固脱的功效。用于气阴两亏,脉虚欲脱的心悸、气短、四肢厥冷、汗出、脉欲绝及心肌梗死、心源性休克、感染性休克等具有上述证候者。

101. 焦亚硫酸钠的作用是
A. 抗氧剂　　B. 增溶剂　　C. 抑菌剂
D. pH 调节剂　　E. 渗透压调节剂

102. 五味子的主产地是
A. 广东　　B. 山西　　C. 河北
D. 四川　　E. 吉林

103. 麦冬的化学结构类型属于
A. 二萜　　B. 甾体皂苷　　C. 蒽醌
D. 香豆素　　E. 生物碱

[104 - 107]

患者,女,40 岁。患气郁证 3 年,症见胸脘痞闷、腹中胀满、饮食停滞、嗳气吞酸。中医辩为瘀热痰湿内生所致的脾胃气郁证,处方为越鞠丸,药物组成包括香附、川芎、栀子、苍术、神曲。

104. 处方中香附的炮制方法是
A. 麸炒　　B. 清炒　　C. 土炒
D. 醋炙　　E. 蜜炙

105. 药师调配复核时,其中断面黄白色或灰白色,散有多数红棕色油室,暴露稍久,可析出白色细针状结晶的饮片是
A. 香附　　B. 川芎　　C. 苍术
D. 栀子　　E. 神曲

106. 处方中栀子的成分结构类型是

A. 萜类　　B. 甾体皂苷　　C. 蒽醌
D. 香豆素　　E. 生物碱

107. 针对其病证，该方的主要药理作用是
A. 解热　　B. 镇痛　　C. 平喘
D. 降血压　　E. 调节胃肠运动

[108－110]

患者，男，70岁。患骨质疏松症6年，症见腰脊疼痛、足膝酸软、乏力。中医诊为肝肾不足，瘀血阻络所致的骨质疏松症，处方为仙灵骨葆胶囊，药物组成为淫羊藿、续断、补骨脂、丹参、知母、地黄。

108. 处方中，地黄主产于
A. 广东　　B. 河南　　C. 四川
D. 甘肃　　E. 青海

109. 处方中，炮制知母所用的辅料是
A. 酒　　B. 醋　　C. 盐
D. 蜂蜜　　E. 麦麸

110. 处方中，补骨脂的化学结构类型属于
A. 生物碱　　B. 蒽醌　　C. 黄酮
D. 木脂素　　E. 香豆素

四、多项选择题（共10题，每题1分。每题的备选项中有2个或2个以上正确答案。少选、错选、多选均不得分。）

111. 主含莨菪碱的中药有
A. 山豆根　　B. 天仙子　　C. 洋金花
D. 川乌　　E. 麻黄

112. 醌类化合物的结构类型主要有
A. 苯醌　　B. 萘醌　　C. 菲醌
D. 蒽醌　　E. 苯酚

113. 属于蜜炙的中药有
A. 麻黄　　B. 百合　　C. 柴胡
D. 枇杷叶　　E. 阿胶

114. 炮制后，具有杀酶保苷作用的中药有
A. 白芥子　　B. 槐花　　C. 人参
D. 黄芩　　E. 苦杏仁

115. 中药石斛的来源有
A. 金钗石斛　　B. 鼓槌石斛　　C. 流苏石斛
D. 鲜石斛　　E. 干石斛

116. 热原的基本性质有
A. 耐热性　　B. 滤过性　　C. 被吸附性
D. 水溶性　　E. 不挥发性

117. 关于流浸膏剂、浸膏剂的说法，正确的有

A. 浸膏剂指饮片用适宜的溶剂提取，蒸去全部溶剂，调整至规定浓度而成的制剂

B. 流浸膏剂每 1 ml 相当于饮片 1 g

C. 浸膏剂每 1 g 相当于饮片 2 ~5 g

D. 浸膏剂分为稠膏和干膏两种

E. 流浸膏剂与浸膏剂均以不同浓度的乙醇为溶剂

118. 关于影响乳剂稳定性的因素及稳定化措施的说法，正确的有

A. 适宜 HLB 值的乳化剂是乳剂形成的关键

B. 乳化剂的用量应控制在 0.5% ~10%

C. 分散相的浓度宜在 50% 左右

D. 适当增加分散介质的黏度

E. 乳化及贮藏时的温度为 50 ℃ ~70 ℃

119. 游离型蒽醌类成分包括

A. 大黄酸　　B. 大黄酚　　C. 大黄素

D. 芦荟大黄素　　E. 番泻苷

120. 属于动物生理产物的有

A. 麝香　　B. 蚕砂　　C. 蜂房

D. 蟾酥　　E. 蝉蜕

国家执业药师资格考试最后密押5套卷

中药学专业知识(一)

答案与解析

中药学专业知识(一)试卷(1)答案与解析

一、最佳选择题(共40题,每题1分。每题的备选项中,只有1个最符合题意。)

1.【答案】B

【解析】本题考查历代本草著作的学术意义。

《本草纲目》简称《纲目》,作者为李时珍,载药1892种,该书集我国16世纪以前药学成就之大成。《新修本草》又名《唐本草》,载药850种,并增加了药物图谱,还附以文字说明,开创了图文对照法编撰药学专著的先例。《新修本草》是我国历史上第一部官修本草,为我国乃至世界的第一部药典。《证类本草》,作者为唐慎微,载药1746种。为我国现存最早的完整本草著作。《中华本草》为当代本草代表作,汇集全国众多专家之智慧,堪称我国医药历史上的划时代巨著。《本草纲目拾遗》简称《纲目拾遗》,为清代本草代表作,作者为赵学敏,载药921种,其中新增药物716种,开创了古代本草著作增收新药之冠。

2.【答案】E

【解析】本题考查中药主治病证的表述用语。

病名类主治病证是指以疾病的名称表述中药的主治病证,如疟疾、肺痈、肠痈、水火烫伤、毒蛇咬伤等。证名类主治病证是指以疾病的证名表述中药的主治病证,如热淋、血淋、热咳、冷哮、湿热黄疸、风热表证、风寒表证、风寒挟湿表证等。症状名类主治病证是指以病或证的某一症状名称表述中药的主治病证,如惊悸、耳鸣、耳聋、口臭等。

3.【答案】B

【解析】本题考查七情配伍。

(1)单行,指不需配伍,单用一味药即可治愈疾病。如独参汤,单用一味人参补气固脱;清金散单用一味黄芩,治肺热咳血的病证。

(2)相须,指性能功效相类似的药物配合应用,以增强原有疗效。如石膏配知母,可增强清热泻火效果;大黄配芒硝,能明显增强攻下泻热效果;全蝎配蜈蚣,能明显增强止痉作用。

(3)相使,指在性能功效方面有某些共性,或性能功效虽然不相同,但是治疗目的一致的药物配合应用,以一种药为主,另一种药为辅,辅药能提高主药疗效。如补气利水的黄芪与利水健脾的茯苓配合时,茯苓能提高黄芪补气利水的治疗效果。

(4)相畏,指一种药物的毒性反应或副作用能被另一种药物减轻或消除。如生半夏和生南星的毒性能被生姜减轻或消除,故生半夏和生南星畏生姜。

(5)相杀,指一种药物能减轻或消除另一种药物的毒性或副作用。如生姜能减轻或消除生半夏和生南星的毒性或副作用,故生姜杀生半夏,生姜杀生南星。

由此可知,相畏、相杀实际上是同一配伍关系的两种提法。

(6)相恶,指两药合用,一种药物能使另一种药物的原有功效降低,甚至丧失。如人参恶莱菔子,因莱菔子能削弱人参的补气作用。

(7)相反,指两种药物合用,能产生或增强毒性反应或副作用。如“十八反”“十九畏”。

4.【答案】E

【解析】本题考查组方理论。

(1)君药(又称主药),指对处方的主证或主病起主要治疗作用的药物,药力居方中之首,是方剂组成中不可缺少的药物。

(2)臣药:①辅助君药加强治疗主病和主证的药物;②针对兼病或兼证起治疗作用的药物。

(3)佐药:①佐助药,即协助君、臣药加强治疗作用,或直接治疗次要兼证的药物;②佐制药,即用以消除或减缓君、臣药的毒性或烈性的药物;③反佐药,即根据病情需要,使用与君药药性相反而又能在治疗中起相成作用的药物。

(4)使药:①引经药,即引方中诸药直达病灶;②调和药,即调和诸药的作用。

5.【答案】D

【解析】本题考查道地药材。

(1)四川的道地药材:川贝母、川芎、黄连、川乌、附子、麦冬、丹参、干姜、白芷、天麻、川牛膝、川楝子、川楝皮、川续断、川木香、黄柏、厚朴、金钱草、五倍子、冬虫夏草、麝香等。

(2)广东的道地药材:阳春砂、广藿香、广金钱草、益智仁、广陈皮、广豆根、蛤蚧、肉桂、桂莪术、苏木、巴戟天、高良姜、八角茴香、化橘红、樟脑、桂枝、槟榔等。

(3)云南的道地药材:三七、木香、重楼、茯苓、萝芙木、诃子、草果、马钱子、儿茶等。

(4)河南的道地药材:“四大怀药”(地黄、牛膝、山药、菊花);天花粉、瓜蒌、白芷、辛夷、红花、金银花、山茱萸等。

(5)东北的道地药材:人参、鹿茸、细辛、辽五味子、防风、关黄柏、龙胆、平贝母、刺五加、升麻、桔梗、哈蟆油、甘草、麻黄、黄芪、赤芍、苍术等。

6.【答案】E

【解析】本题考查有效成分的提取方法。

水蒸气蒸馏法适用于具有挥发性的、能随水蒸气蒸馏而不被破坏,且难溶或不溶于水的化学成分的提取。

7.【答案】E

【解析】本题考查马钱子的有效成分。

《中国药典》以士的宁(番木鳖碱)和马钱子碱为指标成分进行含量测定。

8.【答案】A

【解析】本题考查生物碱的溶解性。

(1)苦参碱既可溶于水,又能溶于乙醚等亲脂性溶剂。

(2)氧化苦参碱是苦参碱的N-氧化物(半极性配位键),亲水性比苦参碱强,易溶于水,但难溶于乙醚。可利用两者溶解性的差异将其分离。

9.【答案】A

【解析】本题考查苷类的酸催化水解。

按苷键原子不同,酸水解的由易到难的顺序为:N-苷>O-苷>S-苷>C-苷。

10.【答案】E

【解析】本题考查苷类的酸催化水解。

吡喃糖苷中吡喃环的C-5上取代基越大越难水解,因此五碳糖最易水解,其顺序为:五碳糖>甲基五碳糖>六碳糖>七碳糖。如果接有-COOH,则最难水解。

11.【答案】D

【解析】本题考查醌类的显色反应。

(1)Feigl 反应(菲格尔反应):醌类衍生物在碱性条件下加热与醛类、邻二硝基苯反应,生成紫色化合物。

(2)无色亚甲蓝显色试验:与苯醌及萘醌反应显色。

(3)Borntrager 反应(碱液反应):羟基蒽醌类化合物遇碱显红至紫红色,称为 Borntrager 反应。

(4)Kesting – Craven 反应(活性亚甲基反应):当苯醌及萘醌的醌环上未被取代时,在碱性条件下与含活性亚甲基试剂反应,呈蓝绿色或蓝紫色。

(5)与金属离子的反应(醋酸镁反应、醋酸铅反应):蒽醌类化合物如具有 α – 酚羟基或邻二酚羟基,可与 Pb^{2+}、Mg^{2+} 等形成络合物。

12.【答案】D

【解析】本题考查木脂素类中药成分的类型。

厚朴主要含有新木脂素类成分,如厚朴酚与和厚朴酚。

13.【答案】B

【解析】本题考查锆盐 – 枸橼酸反应。

(1)游离的 3 – 羟基或 5 – 羟基均可与该试剂反应生成黄色络合物。

(2)当反应液中加入枸橼酸后,3 – 羟基黄酮溶液仍呈鲜黄色。

(3)当反应液中加入枸橼酸后,5 – 羟基黄酮的黄色溶液显著褪色。

14.【答案】C

【解析】本题考查环烯醚萜的显色反应。

环烯醚萜苷易被水解、氧化聚合而使颜色变深,如地黄及玄参等经炮制变成黑色。苷元遇酸、碱、羰基化合物和氨基酸等都能变色,因此,与皮肤接触也能使皮肤染成蓝色。

15.【答案】E

【解析】本题考查鞣质的理化性质。

鞣质可与蛋白质(如明胶)结合生成不溶于水的复合物沉淀。

16.【答案】E

【解析】本题考查蜜炙法。

(1)作用:生则性凉能清热;熟则性温能补中;还能解毒,润燥,缓急,止痛,矫味矫臭,调和药性。

(2)蜜制药物:甘草、麻黄、紫菀、百部、百合、马兜铃、白前、枇杷叶、款冬花等。

17.【答案】C

【解析】本题考查苍术的炮制作用。

(1)生苍术温燥而辛烈,燥湿,祛风,散寒力强。用于风湿痹痛,肌肤麻木不仁,腰膝疼痛,风寒感冒,肢体疼痛,湿温发热,肢节酸痛。

(2)麸炒苍术辛味减弱,燥性缓和,气变芳香,增强了健脾和胃的作用。用于脾胃不和,痰饮停滞,脘腹痞满,青盲,雀目。

(3)焦苍术辛燥之性大减,以固肠止泻为主。用于脾虚泄泻,久痢,或妇女的淋带白浊。

18.【答案】B

【解析】本题考查煅法的适用药物。

明煅的药物有白矾、牡蛎、石决明、石膏。

煅淬的药物有代赭石、磁石、自然铜、炉甘石。

扣锅煅的药物有血余炭、干漆。

19.【答案】D

【解析】本题考查地黄的炮制作用。

(1)生地黄具有清热凉血,养阴生津的功能。

(2)熟地药性由寒转温,由清转补,具有补血滋阴,益精填髓的功能。

(3)生地炭入血分凉血止血,用于吐血,衄血,尿血,便血,崩漏等。

(4)熟地炭以补血止血为主,用于虚损性出血。

20.【答案】E

【解析】本题考查水飞法的炮制目的。

(1)去除杂质,洁净药物。

(2)使药物质地细腻,便于内服和外用,提高其生物利用度。

(3)防止药物在研磨过程中粉尘飞扬,污染环境。

(4)除去药物中可溶于水的毒性物质,如砷、汞等。

21.【答案】B

【解析】本题考查药物的剂型分类。

(1)液体剂型:如合剂、糖浆剂、露剂、搽剂、注射剂、洗剂、涂膜剂等。

(2)固体剂型:如丸剂、片剂、颗粒剂、散剂、胶囊剂、膜剂、栓剂、锭剂等。

(3)半固体剂型:如软膏剂、凝胶膏剂、贴膏剂等。

(4)气体剂型:如气雾剂、喷雾剂、粉雾剂等。

22.【答案】B

【解析】本题考查黑膏药的基质组成。

基质原料主要是植物油和红丹。植物油以麻油为好,红丹(樟丹、铅丹、东丹、陶丹)为橘红色非结晶粉末,主要成分为四氧化三铅,含量要求在95%以上。

23.【答案】E

【解析】本题考查注射剂的止痛剂。

用于肌内或皮下注射的注射剂,可酌情加入适量的苯甲醇、三氯叔丁醇、盐酸普鲁卡因、盐酸利多卡因等作为止痛剂。

24.【答案】D

【解析】本题考查中药注射剂的半成品。

(1)以有效成分制成的中药注射剂,其有效成分的纯度应达到90%以上。(2)以多成分制备的中药注射剂,其结构明确的成分含量应不低于80%。

25.【答案】C

【解析】本题考查混悬型液体制剂。

混悬型液体制剂系指难溶性固体药物以微粒状态分散于分散介质中形成的非均相的液体制剂,也包括干混悬剂。干混悬剂系指难溶性固体药物与适宜辅料制成粉末状或粒状物,临用时加水振摇即可分散成混悬液的制剂。混悬型液体制剂属于动力学和热力学不稳定体系。

适宜制成混悬型液体制剂的药物包括:(1)需制成液体制剂供临床应用的难溶性药物。(2)

为了发挥长效作用或为了提高在水溶液中稳定性的药物。(3)剧毒药或剂量小的药物不应制成混悬液。

混悬型液体制剂稳定化措施包括:(1)减小微粒粒径。(2)增加分散介质的黏度。(3)减小固体微粒与分散介质间的密度差。

26.【答案】D

【解析】本题考查栓剂的质量要求(融变时限)。

(1)脂肪性基质的栓剂应在 30 min 内全部融化、软化或触压时无硬芯。

(2)水溶性基质的栓剂应在 60 min 内全部溶解。

27.【答案】E

【解析】本题考查泻下药的药理作用。

泻下药具有泻下、利尿、抗病原体、抗炎等作用,与通利大便、荡涤实热、攻逐水饮等功效有关。

28.【答案】E

【解析】本题考查变态反应。

变态反应指机体受到中药刺激后产生的病理性免疫反应,最常见的是过敏反应,如皮疹、荨麻疹、哮喘、黏膜水肿甚至过敏性休克。上述不良反应均与剂量无关。

29.【答案】D

【解析】本题考查温里药的药理作用。

温里药具有强心、抗心律失常、扩张血管、改善循环、抗休克、促进胃肠运动、促消化、利胆、止吐、抗溃疡、镇痛和抗炎等作用,与其温中祛寒、回阳救逆、温经散寒等功效相关。

30.【答案】D

【解析】本题考查理气药的药理作用。

理气药具有调节胃肠运动、调节消化液分泌、利胆、松弛支气管平滑肌、调节子宫平滑肌等作用,与其疏畅气机、治疗气滞或气逆证功效相关。

31.【答案】D

【解析】本题考查威灵仙的药用部位。

威灵仙为毛茛科威灵仙、棉团铁线莲或东北铁线莲的干燥根和根茎。

32.【答案】E

【解析】本题考查党参的性状特征。

党参根头部有多数疣状突起的茎痕及芽,每个茎痕的顶端呈凹下的圆点状,习称"狮子盘头"。

33.【答案】C

【解析】本题考查药材来源。

川乌为毛茛科乌头的干燥母根。附子为毛茛科乌头的子根的加工品。

34.【答案】C

【解析】本题考查板蓝根的性状特征。

药材呈圆柱形,表面有横长皮孔样突起,根头略膨大,可见暗绿色或暗棕色轮状排列的叶柄残基和密集的疣状突起。体实,质略软。断面皮部黄白色,木部黄色,具有放射状纹理,俗称"菊花心"。气微,味微甜而后苦涩。

35.【答案】B

【解析】本题考查白芷的性状鉴别。

药材呈长圆锥形，头粗尾细，根头部钝四棱形或近圆形；表面有皮孔样横向突起，习称"疙瘩丁"。断面白色或灰白色，显粉性，皮部散有多数棕色油点（分泌腔），形成层环近方形（杭白芷）或近圆形（白芷）。气芳香，味辛、微苦。

36.【答案】D

【解析】本题考查薏苡仁的来源。

薏苡仁的原植物属于禾本科。

37.【答案】A

【解析】本题考查菟丝子的性状鉴别。

药材表面灰棕色，粗糙，种脐线形。质坚实，不易以指甲压碎。开水浸泡，表面有黏性，加热煮至种皮破裂时露出白色卷旋状的胚，形如吐丝。气微，味淡。

38.【答案】B

【解析】本题考查地龙的性状鉴别。

性状上具有"白颈"特征的中药材是地龙。

39.【答案】C

【解析】本题考查花鹿茸饮片的性状鉴别。

(1)尖部切片，习称"血片""蜡片"，表面浅棕色或浅黄白色，半透明；外皮无骨质，红棕色或棕色。(2)中上部切片，习称"蛋黄片"，表面黄白色或粉白色，中间有极小的蜂窝状细孔。(3)下部切片，习称"老角片"，表面粉白色或浅白色，中间有蜂窝状细孔，外皮无骨质或略具骨质，红棕色或棕色。质坚脆。

40.【答案】B

【解析】本题考查芒硝的化学成分。

芒硝为硫酸盐类矿物芒硝族芒硝经加工精制而成的结晶体。主含含水硫酸钠（$Na_2SO_4 \cdot 10H_2O$）。

二、配伍选择题（共60题，每题1分。备选答案在前，试题在后。每组题均对应同一组备选答案，每题只有一个正确答案。每个备选答案可重复选用，也可不选用。）

[41 - 43]

【答案】41. C、42. D、43. E

【解析】本组题考查五味的特性和效用。

辛能散、能行，具有发散、行气、活血的作用。甘能补、能缓、能和，具有补虚、和中、缓急、调和药性等作用。酸能收、能涩，具有收敛固涩的作用。苦能泄、能燥、能坚。咸能软、能下，具有软坚散结、泻下通便的作用。

[44 - 46]

【答案】44. C、45. A、46. E

【解析】本组题考查药物配伍关系。

(1)相须，指性能功效相类似的药物配合应用，以增强原有疗效。如石膏配知母，可增强清热泻火效果；大黄配芒硝，能明显增强攻下泻热效果；全蝎配蜈蚣，能明显增强止痉作用。

(2)相使，指在性能功效方面有某些共性，或性能功效虽然不相同，但是治疗目的一致的药物配合应用，以一种药为主，另一种药为辅，辅药能提高主药疗效。如补气利水的黄芪与利水健脾的茯苓配合时，茯苓能提高黄芪补气利水的治疗效果。

(3)相畏，指一种药物的毒性反应或副作用能被另一种药物减轻或消除。如生半夏和生南星的毒性能被生姜减轻或消除，故生半夏和生南星畏生姜。

(4)相杀，指一种药物能减轻或消除另一种药物的毒性或副作用。如生姜能减轻或消除生半夏和生南星的毒性或副作用，故生姜杀生半夏，生姜杀生南星。

由此可知，相畏、相杀实际上是同一配伍关系的两种提法。

(5)相恶，指两药合用，一种药物能使另一种药物的原有功效降低，甚至丧失。如人参恶莱菔子，因莱菔子能削弱人参的补气作用。

(6)相反，指两种药物合用，能产生或增强毒性反应或副作用。如"十八反""十九畏"。

[47－49]

【答案】47. D、48. B、49. A

【解析】本组题考查药物的分离与精制。

(1)根据物质的溶解度进行分离

①利用温度不同引起溶解度的改变进行分离(结晶、重结晶)。

②利用两种以上不同溶剂的极性和溶解性差异进行分离。

a. 水提醇沉法(水/醇法)；b. 醇提水沉法(醇/水法)。

③利用酸碱性进行分离。

a. 酸提碱沉法(酸/碱法)；b. 碱提酸沉法(碱/酸法)。

④利用沉淀试剂进行分离。

最常见的是铅盐沉淀法。

(2)根据物质在两相溶剂中的分配比进行分离

①两相溶剂萃取法(液－液萃取法)。

②分配柱色谱法。

a. 正相色谱；b. 反相色谱。

(3)根据物质的吸附性进行分离

物理吸附(表面吸附)：如硅胶、氧化铝及活性炭。

化学吸附：如黄酮等酸性物质被碱性氧化铝吸附，生物碱被酸性硅胶吸附均属于此类。

半化学吸附：如聚酰胺对黄酮类、醌类等之间的氢键吸附属于半化学吸附。

(4)根据物质的分子大小进行分离

①凝胶过滤色谱法。②膜分离法。

(5)根据物质的解离程度进行分离

应用于酸性、碱性及两性化合物的分离，如氨基酸、生物碱、有机酸、酚类。

(6)根据物质的沸点进行分离(分馏法)

应用于挥发油和一些液体生物碱的提取分离。

[50－52]

【答案】50. C、51. A、52. E

【解析】本组题考查药物的分离与精制。

(1)根据物质的溶解度进行分离

①利用温度不同引起溶解度的改变进行分离(结晶、重结晶)

②利用两种以上不同溶剂的极性和溶解性差异进行分离

a. 水提醇沉法(水/醇法);b. 醇提水沉法(醇/水法)。

③利用酸碱性进行分离。

a. 酸提碱沉法(酸/碱法);b. 碱提酸沉法(碱/酸法)。

④利用沉淀试剂进行分离。

最常见的是铅盐沉淀法。

(2)根据物质在两相溶剂中的分配比进行分离

①两相溶剂萃取法(液-液萃取法)。

②分配柱色谱法。

a. 正相色谱;b. 反相色谱。

(3)根据物质的吸附性进行分离

物理吸附(表面吸附):如硅胶、氧化铝及活性炭。

化学吸附:如黄酮等酸性物质被碱性氧化铝吸附,生物碱被酸性硅胶吸附均属于此类。

半化学吸附:如聚酰胺对黄酮类、醌类等之间的氢键吸附属于半化学吸附。

(4)根据物质的分子大小进行分离

①凝胶过滤色谱法;②膜分离法。

(5)根据物质的解离程度进行分离

应用于酸性、碱性及两性化合物的分离,如氨基酸、生物碱、有机酸、酚类。

(6)根据物质的沸点进行分离(分馏法)

应用于挥发油和一些液体生物碱的提取分离。

[53-55]

【答案】53. C、54. A、55. E

【解析】本组题考查化学成分的归属。

马钱子的有效成分是生物碱类,如士的宁、马钱子碱等。中药无效成分是鞣质、多糖、蛋白质、树胶、叶绿素等。香豆素类包括秦皮、前胡、补骨脂、肿节风等。

[56-58]

【答案】56. B、57. A、58. C

【解析】本组题考查化学成分的归属。

人参皂苷分为三类:人参皂苷二醇型(A 型)、人参皂苷三醇型(B 型)和齐墩果酸型(C 型)。

(1)人参皂苷二醇型(A 型):包括人参皂苷 Rb1、人参皂苷 Rc、人参皂苷 Rd。

(2)人参皂苷三醇型(B 型):包括人参皂苷 Re、人参皂苷 Rf、人参皂苷 Rg1。

(3)齐墩果酸型(C 型):包括人参皂苷 Ro。

(4)A 型、B 型属于四环三萜的达玛烷型。

(5)C 型属于五环三萜的齐墩果烷型。

知母主含甾体皂苷和芒果苷。

柴胡所含皂苷均为三萜皂苷,其中,柴胡皂苷(属于齐墩果烷型)是柴胡的主要有效成分。

[59-62]

【答案】59. B、60. A、61. D、62. E

【解析】本组题考查大黄的炮制作用。

(1)生大黄苦寒沉降,泻下作用峻烈,具有攻积导滞、泻火解毒的功能。

(2)酒炙大黄其苦寒泻下作用稍缓,并借酒升提之性,引药上行,善清上焦血分热毒。用于目赤咽肿,齿龈肿痛。

(3)熟大黄经酒蒸后,泻下作用缓和,腹痛之副作用减轻,并能增强活血祛瘀之功。

(4)大黄炭泻下作用极微,并有凉血化瘀止血作用。用于血热有瘀出血。

(5)醋大黄泻下作用减弱,以消积化瘀为主,用于食积痞满,产后瘀停,为癥瘕癖积。

(6)清宁片泻下作用缓和,具缓泻而不伤气,逐瘀而不败正之功。用于大便秘结之年老、体弱者及久病患者。

[63 - 65]

【答案】63. A、64. C、65. E

【解析】本组题考查当归的炮制作用。

(1)生品质润,具有补血、调经、润肠通便的功能。传统习惯止血用当归头,补血用当归身,破血用当归尾,补血活血用全当归。

(2)酒当归,活血通经、祛瘀止痛的作用增强,用于经闭痛经、风湿痹痛、跌打损伤、瘀血肿痛。

(3)土炒当归,既能增强入脾补血作用,又能缓和油润而不滑肠,可用于治疗血虚便溏,腹中时痛。

(4)当归炭,以止血和血为主,用于崩中漏下,月经过多。

[66 - 68]

【答案】66. C、67. D、68. B

【解析】本组题考查输液剂的分类。

(1)电解质输液剂

用以补充体内水分、电解质,纠正体内酸碱平衡等。如氯化钠注射液、乳酸钠注射液等。

(2)营养输液剂

用以补充体内营养成分,适用于不能口服吸收营养的患者。如糖类输液、氨基酸输液和脂肪乳输液。糖类输液中最为常用的为葡萄糖注射液。

(3)胶体输液剂

用于调节体内渗透压。常用的胶体输液有多糖类、明胶类、高分子聚合物类等。如右旋糖酐、聚乙烯吡咯烷酮等。

(4)含药输液剂

含有治疗药物的输液剂。如参麦注射液、盐酸左氧氟沙星氯化钠注射液等。

[69 - 70]

【答案】69. A、70. B

【解析】本组题考查液体制剂的分类。

液体制剂分为真溶液剂、胶体溶液、乳浊液、混悬液四种分散体系。真溶液包括溶液剂、芳香水剂、甘油剂、醑剂等。胶体溶液包括蛋白酶类、纤维素类等。乳浊液包括松节油搽剂、菜籽油乳等。混悬液包括炉甘石洗剂等。

[71 - 72]

【答案】71. A、72. D

【解析】本组题考查胶剂的种类。

(1)皮胶类:以动物皮为原料,如以驴皮、猪皮为原料制成的阿胶与新阿胶,以牛皮为原料制成的黄明胶。

(2)骨胶类:以动物骨骼等为原料,如狗骨胶、鹿骨胶等。

(3)甲胶类:以动物甲壳等为原料,如龟板胶、鳖甲胶。

(4)角胶类:以动物骨化的角为原料,如鹿角胶。

[73-74]

【答案】73. A、74. C

【解析】本组题考查栓剂基质的种类。

(1)可可豆脂

常温下为固体,可塑性好,无刺激性,能与多种药物配伍使用。可可豆脂具有 α、β、γ 三种晶型。其中 α、γ 晶型不稳定,β 晶型较稳定,所以制备时应缓缓加热,待基质熔化至2/3 时停止加热,使其逐步熔化,以避免晶体转型而影响栓剂成型。

(2)甘油明胶

用明胶、甘油与水制成。具有弹性,不易折断。常用作阴道栓剂基质,但不适用于鞣酸与蛋白质有配伍禁忌的药物。

[75-76]

【答案】75. C、76. A

【解析】本组题考查炼蜜规格。

(1)嫩蜜适合于含较多黏液质、胶质、糖、淀粉、油脂、动物组织等黏性较强的药粉制丸。

(2)中蜜适用于黏性中等的药粉制丸,为大部分蜜丸所采用。

(3)老蜜适用于黏性差的矿物药或富含纤维的药粉制丸。

[77-80]

【答案】77. B、78. C、79. A、80. D

【解析】本组题考查生物药剂学的常用术语。

(1)一级速度过程:指药物在体内某部位的转运速度与该部位的药量或血药浓度的一次方成正比。药物在常用剂量时,其体内的吸收、分布、代谢、排泄过程近似为一级动力学过程。

(2)零级速度过程:指药物的转运速度在任何时间都是恒定的,与血药浓度无关。临床上恒速静脉滴注的给药速度以及控释制剂中药物的释放速度等为零级速度过程。

(3)受酶活力限制的速度过程:指当药物浓度较高而出现酶活力饱和时的速度过程。

(4)速率常数:速率常数是描述药物转运(消除)速度的重要的动力学参数。

(5)生物半衰期($t_{1/2}$):生物半衰期是指体内药量或血药浓度消除一半所需要的时间。生物半衰期是衡量一种药物从体内消除速度的参数。

(6)表观分布容积(V):是体内药量与血药浓度间关系的一个比例常数。

(7)体内总清除率(Cl):指单位时间内从机体或器官能清除掉相当于多少体积的体液中的药物。

(8)生物利用度:生物利用度是指药物吸收进入血液循环的程度与速度。

[81-83]

【答案】81. E、82. A、83. B

【解析】本组题考查中药产地加工方法。

(1)拣、洗

目的:除去泥沙杂质和非药用部分。

特例:芳香气味的药材不用水洗,如薄荷、细辛、木香等。

(2)切片

方法:较大的根及根茎类、坚硬的藤木类和肉质的果实类药材趁鲜切成块、片,利于干燥。如大黄、鸡血藤、木瓜。

特例:具挥发性成分和有效成分易氧化的,不宜切成薄片干燥,如当归、川芎等。

(3)蒸、煮、烫

方法:含浆汁、淀粉或糖分多的药材,经蒸、煮或烫的处理后,便于干燥,同时使一些药材中的酶失去活力,不致分解药材的有效成分。

特例:

①天麻、红参蒸至透心。

②白芍煮至透心。

③太子参置沸水中略烫。

④桑螵蛸、五倍子蒸至杀死虫卵或蚜虫。

(4)搓揉

方法:对于在干燥过程中皮、肉易分离而使质地松泡的药材,在干燥过程中须进行搓揉加工,使药材的皮、肉紧贴,油润、饱满。

特例:玉竹、党参、三七等在干燥过程中须进行搓揉加工。

(5)发汗

方法:为了促使药材变色,增强气味或减小刺激性,便于干燥,常将药材堆积放置,使其发热回潮,内部水分向外挥散,这种方法称为“发汗”。

特例:玄参、茯苓、续断、杜仲、厚朴等均需发汗处理。

[84-87]

【答案】84. B、85. C、86. E、87. A

【解析】本组题考查大黄的饮片特征。

(1)生大黄:表面黄棕色,质坚实,气清香,味苦而微涩,嚼之黏牙,有沙粒感。

(2)酒大黄:表面深棕黄色,可见焦斑,微有酒香气。

(3)熟大黄:表面黑色,气微香。

(4)大黄炭:表面焦黑色,内部深棕色,具有焦香气。

[88-91]

【答案】88. C、89. B、90. A、91. E

【解析】本组题考查黄连的性状鉴别。

(1)味连:多分枝,集聚成簇,形如鸡爪,表面有不规则结节状隆起,有的节间表面平滑如茎杆,习称“过桥”。断面皮部橙红色,木部鲜黄色。气微,味极苦。

(2)雅连:多为单枝。“过桥”较长。

(3)云连:弯曲呈钩状,多为单枝,较细小。

白芍:呈圆柱形,平直或稍弯曲,两端平截。表面类白色或淡红棕色,光洁。

赤芍:呈圆柱形,表面棕褐色,粗糙,外皮易脱落。断面粉性,俗称“糙皮粉渣”。

[92-95]

【答案】92. C、93. E、94. D、95. A

【解析】本组题考查药材的气味。

益母草气微,味微苦;细辛具有气辛香,味辛辣,麻舌的特征;广藿香气香特异,味微苦;薄荷具清凉香气,味辛凉。

[96-98]

【答案】96. C、97. D、98. E

【解析】本组题考查药材的形状。

(1)槽状或半管状:皮片向内弯曲呈半圆形。如企边桂。

(2)管状或筒状:皮片向内弯曲至两侧相接近成管状或筒状,这类形状常见于加工时用抽心法抽去木心的皮类中药。如牡丹皮。

(3)单卷状:皮片向一面卷曲,以至两侧重叠。如肉桂。

(4)双卷筒状:皮片两侧各自向内卷成筒状。如厚朴。

(5)复卷筒状:几个单卷或双卷的皮重叠在一起呈筒状。如锡兰桂皮。

(6)反曲状:皮片向外表面略弯曲,皮的外层呈凹陷状。如石榴树皮。

[99-100]

【答案】99. B、100. D

【解析】本组题考查药材的化学成分。

三氧化二砷为砒霜的主要成分;二硫化二砷为雄黄的主要成分;含水硫酸钠为芒硝的主要成分;含水硅酸镁为滑石的主要成分;含水硫酸钙为石膏的主要成分。

三、综合分析选择题(共10题,每题1分。题干分为若干组,每组题目基于同一个临床情景、病例、实例或者案例的背景信息逐题展开。每题的备选项中,只有一个最佳答案。)

[101-103]

101.【答案】D

【解析】本题考查知母的炮制方法。

知柏地黄丸治疗肾阴亏虚,应当使用盐炙知母。

102.【答案】E

【解析】本题考查泽泻的主产地。

福建的“建泽泻”为泽泻中的上品,历来备受行内人推崇。泽泻在福建建瓯(ōu)已有几百年的种植历史。泽泻喜温暖,耐高温,怕寒冷,喜肥沃而稍带黏性的土壤的生长习性,使得建瓯成为泽泻的最佳产地。

103.【答案】A

【解析】本题考查中药的药物组成。

知柏地黄丸主治阴虚火旺证,熟地黄善于滋补肾阴、填精益髓,故重用为君药。

[104-107]

104.【答案】E

【解析】本题考查丸剂的特点。

(1)不同类型丸剂,释药与作用速度不同,可根据需要选用。

(2)固体、半固体药物以及黏稠性的液体药物均可制成丸剂。

(3)提高药物稳定性,减少刺激性。

(4)制法简便,既可小量制备,也适于工业生产。

105.【答案】C

【解析】本题考查蜂蜜的炼制目的。

除去杂质、破坏酶类、杀灭微生物、降低水分含量、增加黏性。

106.【答案】E

【解析】本题考查滴丸的特点。

(1)生物利用度高,溶出速度快,适用于急症治疗;

(2)剂量准确,分散均匀,丸重差异小;

(3)制成不同释药速度的制剂(如缓释、控释),还可使液体药物固体化;

(4)生产设备简单,生产成本较低;

(5)缺点是载药量小,可供选用的基质和冷凝剂较少。

107.【答案】A

【解析】本题考查水丸的赋形剂。

包括水、酒、醋、药汁。

[108-110]

108.【答案】E

【解析】本题考查药材的道地产地。

断面黄棕色,有时可见"星点"散在,说明此药材为大黄。大黄的主产区为青海、甘肃。

109.【答案】C

【解析】本题考查药材的性状鉴别。

星点是大黄根茎的特征,属于异形维管束结构,大黄为双子叶植物。

110.【答案】D

【解析】本题考查药材的化学成分。

大黄和虎杖均为蓼科植物,均含有蒽醌类成分。

四、多项选择题(共10题,每题1分。每题的备选项中有2个或2个以上正确答案。少选、错选、多选均不得分。)

111.【答案】ABCDE

【解析】本题考查影响中药质量的因素。

影响中药质量的因素包括品种、栽培、产地、采收加工、贮藏、运输。

112.【答案】ABCE

【解析】本题考查中药的有害物质。

(1)内源性有害物质

①肾毒性成分马兜铃酸:关木通、广防己、青木香、马兜铃、天仙藤、朱砂莲。

②肝毒性成分吡咯里西啶生物碱:千里光、佩兰。

③治病兼致病双重作用:乌头碱、苦杏仁苷、士的宁、斑蝥素、朱砂、雄黄、信石。

(2)外源性有害物质

①重金属:铅、镉、汞、铜、砷。

②农药残留量:有机氯、有机磷和拟除虫菊酯类等。

③黄曲霉毒素。

④二氧化硫残留量。

113.【答案】ABDE

【解析】本题考查药材的入药部位。

莪术的入药部位为根茎,其余选项均为块茎。

114.【答案】ABCD

【解析】本题考查药材所含成分。

含有木脂素的药材包括五味子、厚朴、连翘、细辛。含香豆素的药材包括秦皮、前胡、肿节风、补骨脂。

115.【答案】BC

【解析】本题考查药材所含成分。

五味子主含联苯环辛烯型木脂素;陈皮主含二氢黄酮;满山红主含二氢黄酮;槐花主含黄酮醇;银杏叶主含黄酮类和萜类。

116.【答案】ABC

【解析】本题考查药材的来源。

大黄的原植物包括掌叶大黄、唐古特大黄、药用大黄。

117.【答案】ABCDE

【解析】本题考查五味的作用。

(1)辛能散、能行,具有发散、行气、活血的作用。

(2)甘能补、能缓、能和,具有补虚、和中、缓急、调和药性等作用。

(3)酸能收、能涩,具有收敛固涩的作用。

(4)苦能泄、能燥、能坚。

(5)咸能软、能下,具有软坚散结、泻下通便的作用。

(6)涩能收、能敛,具有收敛固涩的作用(同酸味),习惯将涩附于酸。

(7)淡能渗、能利,具有渗湿利水的作用,习惯将淡附于甘。

(8)芳香味能散、能行、能开,具有化湿、辟秽、开窍、醒脾等作用。

118.【答案】ACE

【解析】本题考查“十八反”和“十九畏”的区别。

119.【答案】AB

【解析】本题考查中药的炮制作用。

杀酶保苷的药物包括白芥子、槐米、黄芩、杏仁、人参。但是,属于炒黄处理的只有白芥子、槐米。

120.【答案】BDE

【解析】本题考查剂型的选择。

口服给药一般首过效应较大,局部用药可以避免首过效应,如舌下片、透皮吸收贴剂、直肠栓剂。

中药学专业知识(一)试卷(2)答案与解析

一、最佳选择题(共40题,每题1分。每题的备选项中,只有1个最符合题意。)

1.【答案】B

【解析】本题考查本草著作的载药数量。

《神农本草经》载药365种。《本草经集注》载药730种。《新修本草》载药850种。《证类本草》载药1746种。《本草纲目》载药1892种。

2.【答案】D

【解析】本题考查"四气"所表示的作用。

(1)凡寒凉性药物,即表示其具有清热、泻火、凉血、解热毒等作用。

(2)凡温热性药物,即表示其具有温里散寒、补火助阳、温经通络、回阳救逆等作用。

3.【答案】C

【解析】本题考查升浮沉降所表示的作用。

(1)升浮类药能上行向外,分别具有升阳发表、祛风散寒、涌吐、开窍等作用。

(2)沉降类药能下行向内,分别具有泻下、清热、利水渗湿、重镇安神、潜阳息风、消积导滞、降逆止呕、收敛固涩、止咳平喘等作用。

4.【答案】B

【解析】本题考查按中医治疗学分类。

(1)对因功效(病因)

①属于祛邪:祛风、散寒、除湿、清热、泻下、涌吐、解毒、杀虫等。

②属于扶正:补气、助阳、滋阴、养血等。

③属于调理:疏肝、柔肝、宣肺、和中、理气、活血、安神、开窍、潜阳、息风等。

④属于消除病理产物:消食、利水、祛痰、化瘀、排石、排脓等。

(2)对症功效(症状)

止痛、止血、止呕、止咳、平喘、止汗、涩肠止泻、涩精止遗等。

(3)对病证功效

截疟、蚀疣、祛风湿、通鼻窍、利胆退黄、消痈排脓、驱杀绦虫等。

(4)对现代病症功效

夏枯草降血压,决明子降血脂,天花粉降血糖,半枝莲抗肿瘤等。

5.【答案】C

【解析】本题考查生物碱的分类。

(1)简单吡啶类:如槟榔碱、槟榔次碱、烟碱、胡椒碱。

(2)双稠哌啶类:如苦参碱、氧化苦参碱、金雀花碱。

(3)莨菪烷类生物碱:如莨菪碱、古柯碱。

(4)异喹啉类生物碱:如罂粟碱、去甲乌药碱、厚朴碱,汉防己甲素、小檗碱。

(5)有机胺类生物碱:如麻黄碱、秋水仙碱、益母草碱。

6.【答案】B

【解析】本题考查生物碱的溶解性。

(1)亲脂性生物碱:具有仲胺和叔胺氮原子的生物碱有较强的脂溶性,易溶于有机溶剂,难溶于水,但易溶于酸水。

(2)亲水性生物碱

①季铵型生物碱:易溶于水和酸水,可溶于甲醇等有机溶剂,难溶于亲脂性有机溶剂。

②含 N - 氧化物的生物碱:具有配位键结构,可溶于水,如氧化苦参碱。

③小分子生物碱:既可溶于水,也可溶于三氯甲烷(氯仿),如麻黄碱、烟碱。

④酰胺类生物碱:在水中有一定的溶解度,如秋水仙碱、咖啡碱。

7.【答案】D

【解析】本题考查生物碱的沉淀反应。

少数生物碱不发生沉淀反应,如麻黄碱、吗啡、咖啡碱(咖啡因)。

8.【答案】C

【解析】本题考查凝胶过滤法的原理:分子筛原理。

如葡聚糖凝胶,在水中不溶,具有三维空间的网状结构。加入样品混合物后,在溶剂洗脱下,由于凝胶网孔半径的限制,大分子将不能渗入凝胶颗粒内部,故在颗粒间隙移动,并随溶剂一起从柱底先行流出;小分子因可自由渗入并扩散到凝胶颗粒内部,故流速变缓,将较晚流出。即按分子由大到小的顺序先后流出而得到分离。

9.【答案】E

【解析】本题考查苷类的碱催化水解。

苷类的碱催化水解适用于苷元为酯苷、酚苷、烯醇苷或苷键的 β - 位有吸电子基团者。

10.【答案】B

【解析】本题考查桃仁的有效成分。

桃仁含有氰苷,属于氧苷类。《中国药典》以苦杏仁苷为指标成分进行含量测定,规定苦杏仁苷含量不低于2.0%。

11.【答案】D

【解析】本题考查生物碱的分类。

(1)简单吡啶类:如槟榔碱、槟榔次碱、烟碱、胡椒碱。

(2)双稠哌啶类:如苦参碱、氧化苦参碱、金雀花碱。

(3)莨菪烷类生物碱:如莨菪碱、古柯碱。

(4)苄基异喹啉类生物碱:如罂粟碱、去甲乌药碱、厚朴碱。

(5)季铵碱:如小檗碱。

(6)有机胺类生物碱:如麻黄碱、秋水仙碱、益母草碱。

12.【答案】B

【解析】本题考查麻黄碱的鉴别反应。

(1)不与一般生物碱沉淀试剂发生沉淀反应。

(2)二硫化碳 - 硫酸铜反应。

(3)铜络盐反应。

13.【答案】D

【解析】本题考查醌类的显色反应。

(1)Feigl 反应(菲格尔反应):醌类衍生物在碱性条件下加热与醛类、邻二硝基苯反应,生成紫色化合物。

(2)无色亚甲蓝显色试验:与苯醌及萘醌反应显色。

(3)Borntrager 反应(碱液反应):羟基蒽醌类化合物遇碱显红至紫红色,称为 Borntrager 反应。

14.【答案】B

【解析】本题考查苷类的显色反应。

最重要的是 Molish 反应,试剂由浓硫酸和 α - 萘酚组成,可检识糖和苷类。

15.【答案】D

【解析】本题考查黄酮类的显色反应。

(1)盐酸 - 镁粉反应(HCl - Mg)

①鉴定黄酮类化合物最常用的颜色反应。

②黄酮、黄酮醇、二氢黄酮及二氢黄酮醇类化合物显橙红色至紫红色。

③异黄酮、查耳酮、橙酮、儿茶素类无此显色反应。

(2)四氢硼钠($NaBH_4$)或四氢硼钾(KBH_4)反应

①二氢黄酮类化合物的专属反应。

②其他黄酮类化合物无此显色反应。

16.【答案】C

【解析】本题考查皂苷的分类。

甘草皂苷属于齐墩果烷型。

17.【答案】A

【解析】本题考查朱砂的炮制方法。

朱砂忌火煅,只能采取水飞法。

18.【答案】B

【解析】本题考查麸炒法的适用药物。

如苍术、白术、山药和枳壳。

19.【答案】B

【解析】本题考查热原的基本性质。

热原的基本性质包括水溶性、耐热性、吸附性、不挥发性、滤过性。

20.【答案】C

【解析】本题考查药酒与酊剂的区别。

(1)酒剂指饮片用蒸馏酒提取制成的澄清液体制剂。

①酒剂可加入适量的糖或蜂蜜调味。

②在贮存期间允许有少量摇之易散的沉淀。

③应检查甲醇量、乙醇量。

④制备方法:浸渍法、渗漉法、回流法。

(2)酊剂指原料药用规定浓度的乙醇提取或溶解制成的澄清液体制剂,也可用流浸膏稀释制成。

①含有毒性药的酊剂，每 100 ml 应相当于原饮片 10 g。

②其他酊剂，每 100 ml 相当于原饮片 20 g。

③应检查甲醇量、乙醇量。

④制备方法：溶解法、稀释法、浸渍法、渗漉法。

21.【答案】D

【解析】本题考查颗粒剂的水分含量要求。

《中国药典》规定，颗粒剂的水分含量要求为 8%。

22.【答案】D

【解析】本题考查不宜制成胶囊剂的药物。

(1) 药物的水溶液或稀乙醇溶液，因可使胶囊壁溶化；

(2) 刺激性强的易溶性药物；

(3) 易风化的药物，可使胶囊壁软化；

(4) 吸湿性强的药物，可使胶囊壁干燥变脆。

23.【答案】E

【解析】本题考查药材的性状特征。

横断面皮部有云锦状花纹的药材是何首乌。

24.【答案】C

【解析】本题考查药材的产地。

金银花的主产地为河南、山东。

25.【答案】B

【解析】本题考查药材的性状特征。

以皮厚、肉细、油性足，内面紫棕色、有发亮小结晶，香气浓者为佳的药材是厚朴。

26.【答案】E

【解析】本题考查药材的入药部位。

以果实入药的是女贞子。

27.【答案】B

【解析】本题考查药材的性状特征。

马钱子的外形扁圆纽扣状和剖开后子叶叶脉的数目是 5 ~ 7 条。

28.【答案】C

【解析】本题考查药材的来源。

金钱草来源于报春花科。

29.【答案】B

【解析】本题考查药材的来源。

乳香和没药的入药部位是油胶树脂。

30.【答案】E

【解析】本题考查药材的性状特征。

斑蝥背部革质鞘翅的特点是黑色，具 3 条黄色或黄棕色横纹。

31.【答案】C

【解析】本题考查药材的入药部位。

以菌核入药的是茯苓。

32.【答案】E

【解析】本题考查药材的入药部位。

(1)动物的生理产物

①分泌物:如麝香、蟾酥、熊胆粉、虫白蜡、蜂蜡等;

②排泄物:如五灵脂、蚕砂、夜明砂等;

③其他生理产物:如蝉蜕、蛇蜕、蜂蜜、蜂房等。

(2)动物的病理产物

如珍珠、僵蚕、牛黄、马宝、猴枣、狗宝等。

33.【答案】D

【解析】本题考查药材的商品分类。

马鹿茸:较粗大,分枝多,侧枝一个者习称“单门”,二个者习称“莲花”,三个者习称“三岔”,四个者习称“四岔”。

34.【答案】D

【解析】本题考查药材的鉴别术语。

牛黄表面有一层黑色光亮的薄膜,习称“乌金衣”。

35.【答案】C

【解析】本题考查药材的鉴别术语。

羚羊角环脊之间的距离约 2 cm,手握之,四指正好嵌入凹处,习称“合把”。

36.【答案】B

【解析】本题考查药材的性状鉴别。

赭石药材呈不规则扁平块状。灰黑色,条痕樱红色。一面多有圆形的突起,习称“钉头”;另一面与突起相对应处有同样大小的凹窝。体重,质硬,砸碎后断面显层叠状。

37.【答案】C

【解析】本题考查药物的依赖性。

药物的依赖性指反复或长期应用某些中药,患者产生心理或生理依赖,一旦停药,就出现戒断症状(如兴奋、失眠、出汗、呕吐、震颤,甚至虚脱、意识丧失),若此时给予适量该药物,症状立即消失。

38.【答案】A

【解析】本题考查药物的药效物质基础。

补虚药具有增强免疫系统和心血管系统功能、调节内分泌系统和消化系统功能、调节物质代谢、改善学习记忆能力、促进造血功能、延缓衰老等多方面的药理作用。主要药效物质基础是多糖。

39.【答案】E

【解析】本题考查含毒蛋白类中药的毒性。

(1)毒蛋白主要存在于植物的种子中,如巴豆、苍耳子、蓖麻子均含毒蛋白,对胃肠黏膜有强烈的刺激和腐蚀作用,能引起广泛性内脏出血。

(2)中毒反应为剧烈吐泻、呕血、血尿,甚至惊厥、死亡。

40.【答案】D

【解析】本题考查马兜铃酸的主要毒性。

中药马兜铃、关木通、细辛、天仙藤、广防己、青木香等均含有马兜铃酸。马兜铃酸是一类具有肾毒性和致癌性的物质。

二、配伍选择题(共 60 题,每题 1 分。备选答案在前,试题在后。每组题均对应同一组备选答案,每题只有一个正确答案。每个备选答案可重复选用,也可不选用。)

[41 - 43]

【答案】41. E、42. A、43. B

【解析】本组题考查五味的作用。

(1)辛能散、能行,具有发散、行气、活血的作用。

(2)甘能补、能缓、能和,具有补虚、和中、缓急、调和药性等作用。

(3)酸能收、能涩,具有收敛固涩的作用。

(4)苦能泄、能燥、能坚。

(5)咸能软、能下,具有软坚散结、泻下通便的作用。

[44 - 46]

【答案】44. A、45. D、46. B

【解析】本组题考查药材加工方法。

(1)拣、洗:芳香气味的药材不用水洗,如薄荷、细辛、木香等。

(2)切片

方法:较大的根及根茎类、坚硬的藤木类和肉质的果实类药材趁鲜切成块、片,利于干燥。如大黄、鸡血藤、木瓜。

特例:具挥发性成分和有效成分易氧化的,不宜切成薄片干燥,如当归、川芎等。

(3)蒸、煮、烫:①天麻、红参蒸至透心;②白芍煮至透心;③太子参置沸水中略烫;④桑螵蛸、五倍子蒸至杀死虫卵或蚜虫。

(4)搓揉:玉竹、党参、三七等在干燥过程中须进行搓揉加工。

(5)发汗:玄参、茯苓、续断、杜仲、厚朴等均需发汗处理。

[47 - 50]

【答案】47. E、48. A、49. B、50. D

【解析】本组题考查药材的产地。

江苏的茅苍术、广西的广蛤蚧、福建的建泽泻、安徽的宣木瓜。

[51 - 53]

【答案】51. D、52. B、53. C

【解析】本组题考查化学成分的分离方法。

根据分子大小分离的葡聚糖凝胶法,根据分配系数分离的萃取法,根据吸附性分离的聚酰胺法。

[54 - 57]

【答案】54. A、55. C、56. B、57. D

【解析】本组题考查化学成分的酸碱性。

(1)蒽醌类衍生物多具有酚羟基,故具有酸性,易溶于碱性溶剂。

酸性由强到弱的顺序为:

①含 - COOH > ②含两个以上 β - OH > ③含一个 β - OH > ④含两个以上 α - OH > ⑤含一个 α - OH。

(2)在分离工作中，常采取碱梯度萃取法来分离蒽醌类化合物。

在碱液中的溶解顺序为(对号入座)：

①5%碳酸氢钠；②5%碳酸氢钠；③5%碳酸钠；④1%氢氧化钠；⑤5%氢氧化钠。

[58 - 60]

【答案】58. D、59. A、60. B

【解析】本组题考查化学成分的显色反应。

与 Feigl 反应阳性的是大黄素；与 $ZrOCl_2$ 反应成黄色，加柠檬酸不褪色的是芦丁；与 $NaBH_4$ 反应阳性的是橙皮素。

[61 - 64]

【答案】61. C、62. D、63. A、64. B

【解析】本组题考查萜类化合物的分类。

青蒿素属于倍半萜类；穿心莲内酯属于二萜类；梓醇属于环烯醚萜类；樟脑属于双环单萜类。

[65 - 66]

【答案】65. C、66. D

【解析】本组题考查强心苷的连接方式。

Ⅰ型：苷元 - (2,6 - 去氧糖)$_x$ - (D - 葡萄糖)$_y$，如紫花洋地黄苷 A；

Ⅱ型：苷元 - (6 - 去氧糖)$_x$ - (D - 葡萄糖)$_y$，如黄夹苷甲；

Ⅲ型：苷元 - (D - 葡萄糖)$_y$，如绿海葱苷。

[67 - 70]

【答案】67. C、68. B、69. D、70. E

【解析】本组题考查中药的炮制辅料。

用甘草、石灰水炮制的是法半夏；用白矾、生姜炮制的是姜半夏；用黑豆炮制的是制首乌；用黄酒炮制的是熟大黄。

[71 - 74]

【答案】71. D、72. A、73. B、74. E

【解析】本组题考查辅料的作用。

二氧化钛在空胶囊制备时作为避光剂；甘油在空胶囊制备时作为增塑剂；琼脂在空胶囊制备时作为增稠剂；羟苯乙酯在空胶囊制备时作为防腐剂。

[75 - 77]

【答案】75. D、76. E、77. B

【解析】本组题考查剂型的质量检查。

栓剂应测定融变时限；分散片应测定溶出度；水丸应测定溶散时限。

[78 - 80]

【答案】78. C、79. E、80. B

【解析】本组题考查辅料的种类。

膜剂的辅料是 PVA；肠溶衣的包材是 CAP；硬胶囊的辅料是明胶。

[81 - 83]

【答案】81. B、82. E、83. C

【解析】本组题考查润滑剂的种类。

可用于泡腾片中作崩解剂的是碳酸氢钠；水溶性润滑剂是聚乙二醇；疏水性润滑剂是硬脂酸镁。

[84－87]

【答案】84. D、85. C、86. B、87. E

【解析】本组题考查药物动力学常用术语。

在规定溶剂中，药物从固体制剂中溶出的速度和程度，称为溶出度。

试验制剂与参比制剂血药浓度－时间曲线下面积的比值，称为相对生物利用度。

试验制剂与其静脉给药参比制剂的血药浓度－时间曲线下面积的比值，称为绝对生物利用度。

药物体内血药浓度消除一半所需要的时间，称为生物半衰期。

[88－90]

【答案】88. E、89. B、90. C

【解析】本组题考查中药不良反应。

吃蚕豆引起溶血性黄疸属于特异质反应；长期服用小活络丹引起毒性作用；注射鱼腥草注射剂引起过敏性休克属于变态反应。

[91－93]

【答案】91. A、92. C、93. B

【解析】本组题考查人参的性状术语。

人参的根茎习称芦头；人参根茎上的不定根习称艼；人参根茎上的凹窝状茎痕习称芦碗。

[94－97]

【答案】94. A、95. C、96. D、97. B

【解析】本组题考查药材的药用部位。

西洋参的药用部位是根；三七的药用部位是根及根茎；天麻的药用部位是块茎；莪术的药用部位是根茎。

[98－100]

【答案】98. C、99. A、100. E

【解析】本组题考查药材的性状术语。

银柴胡的特征是珍珠盘；羌活的特征是朱砂点；防己的特征是猪大肠。

三、综合分析选择题（共10题，每题1分。题干分为若干组，每组题目基于同一个临床情景、病例、实例或者案例的背景信息逐题展开。每题的备选项中，只有一个最佳答案。）

[101－103]

101.【答案】D

【解析】本题考查大黄泻下的成分。

大黄的主要成分包括结合型蒽醌和游离型蒽醌，结合型蒽醌具有泻下作用，如番泻苷；游离型蒽醌具有抗菌作用，如大黄素。

102.【答案】C

【解析】本题考查大黄的成分类型。

大黄的主要成分属于醌类化合物。

103.【答案】C

【解析】本题考查大黄的显色反应。

(1)Feigl 反应(菲格尔反应):醌类。

(2)无色亚甲蓝显色试验:苯醌及萘醌。

(3)Borntrager 反应(碱液反应):羟基蒽醌类化合物。

(4)Kesting - Craven 反应(活性亚甲基反应):苯醌及萘醌的醌环上未被取代时。

(5)与金属离子的反应(醋酸镁反应、醋酸铅反应):蒽醌类化合物如具有 α - 酚羟基或邻二酚羟基,可与 Pb^{2+}、Mg^{2+} 等形成络合物。

[104 - 107]

104.【答案】C

【解析】本题考查麸炒枳壳。

固体辅料炒药,只有砂炒用武火,其余为中火。

105.【答案】D

【解析】本题考查姜半夏。

炮制所用的材料是生姜、白矾。

106.【答案】E

【解析】本题考查醋香附。

酒香附具有通经脉、散结滞之功效。

107.【答案】D

【解析】本题考查白芍。

土炒白芍具有增强养血和脾、止泻的作用。

[108 - 110]

108.【答案】D

【解析】本题考查药物的功效与主治。

黄连的功效为清热燥湿,泻火解毒。用于湿热痞满、呕吐吞酸、泻痢、黄疸、高热神昏、心火亢盛、心烦不寐、血热吐衄、目赤、牙痛、消渴、痈肿疔疮;外治湿疹、湿疮、耳道流脓。

109.【答案】C

【解析】本题考查药材的主产区。

黄连的主产地为四川。

110.【答案】E

【解析】本题考查药材的化学成分。

黄连主含生物碱,如小檗碱。

四、多项选择题(共 10 题,每题 1 分。每题的备选项中有 2 个或 2 个以上正确答案。少选、错选、多选均不得分。)

111.【答案】ABCDE

【解析】本题考查中药药性理论。

中药药性理论的内容包括四气、五味、升降沉浮、归经、有毒无毒。

112.【答案】ABCD

【解析】本题考查药物的升浮沉降。
“诸花皆升旋覆独降”。

113.【答案】BC
【解析】本题考查药物配伍关系。
(1)相恶:指两药合用,一种药物能使另一种药物原有功效降低,甚至丧失,如人参恶莱菔子,因莱菔子能削弱人参的补气作用。
(2)相反:指两种药物合用,能产生或增强毒性反应或副作用,如“十八反”“十九畏”。

114.【答案】ABC
【解析】本题考查川乌的指标成分。
《中国药典》以乌头碱、次乌头碱和新乌头碱为指标成分进行含量测定。

115.【答案】CE
【解析】本题考查盐酸-镁粉(HCl-Mg)反应。
(1)鉴定黄酮类化合物最常用的颜色反应。
(2)黄酮、黄酮醇、二氢黄酮及二氢黄酮醇类化合物显橙红色至紫红色。
(3)异黄酮、查耳酮、橙酮、儿茶素类无此显色反应。

116.【答案】ABCDE
【解析】本题考查除去鞣质采用的方法。
除去鞣质可采用的方法有铅盐法、明胶法、聚酰胺吸附法、石灰法、冷热处理法。

117.【答案】ABCE
【解析】本题考查制霜法。
制霜法适用于巴豆、柏子仁、西瓜霜、信石。

118.【答案】ACD
【解析】本题考查易水解的药物。
易水解的药物包括苷类、酰胺类、酯类。

119.【答案】ACD
【解析】本题考查牛膝的性状特征。
药材呈细长圆柱形,挺直。表面灰黄色,质硬脆,易折断,断面平坦,略呈角质样而油润,木质部外周散有多数黄白色点状维管束,断续排列成2~4轮。气微,味微甜而稍苦涩。

120.【答案】ACD
【解析】本题考查蕲蛇的性状特征。
蕲蛇药材的性状特征包括翘鼻头、连珠斑、佛指甲、方胜纹。

中药学专业知识(一)试卷(3)答案与解析

一、最佳选择题(共40题,每题1分。每题的备选项中,只有1个最符合题意。)

1.【答案】B

【解析】本题考查本草著作。

《新修本草》又名《唐本草》,此书为隋唐时期唐代的本草代表作。该书由政府颁布,长孙无忌、李勣、苏敬等负责编写。载药850种,并增加了药物图谱,还附以文字说明,开创了图文对照法编撰药学专著的先例。《新修本草》是我国历史上第一部官修本草,为我国乃至世界的第一部药典。

2.【答案】A

【解析】本题考查药物的归经。

治失眠、多梦、神志不清、癫狂等症的药物归心经。

3.【答案】E

【解析】本题考查对因功效(病因)。

(1)属于祛邪:祛风、散寒、除湿、清热、泻下、涌吐、解毒、杀虫等;

(2)属于扶正:补气、助阳、滋阴、养血等;

(3)属于调理:疏肝、柔肝、宣肺、和中、理气、活血、安神、开窍、潜阳、息风等;

(4)属于消除病理产物:消食、利水、祛痰、化瘀、排石、排脓等。

4.【答案】A

【解析】本题考查药物配伍的作用。

性能相类似的药物合用,可增强原有疗效配伍的是相须。

5.【答案】C

【解析】本题考查药材显微鉴定。

加稀醋酸不溶解,加稀盐酸溶解而无气泡,说明对应的酸介于醋酸与盐酸之间,且无气泡,可排除碳酸盐,故选草酸钙结晶。

6.【答案】C

【解析】本题考查色谱法。

中药定性鉴别使用最多的色谱法是薄层色谱法。

7.【答案】C

【解析】本题考查山豆根的有效成分。

《中国药典》以苦参碱、氧化苦参碱为指标成分进行含量测定。有效成分属于双稠哌啶类生物碱。

8.【答案】A

【解析】本题考查生物碱的结构特征。

大家重点掌握五种基本母核类型生物碱的结构特征。

(1)吡啶类生物碱:如槟榔碱、槟榔次碱、烟碱、胡椒碱、苦参碱、氧化苦参碱、金雀花碱。

(2)莨菪烷类生物碱:如莨菪碱、古柯碱。

(3)异喹啉类生物碱:如萨苏林、罂粟碱、去甲乌药碱、厚朴碱、蝙蝠葛碱、汉防己甲素和乙素、小檗碱、延胡索乙素、吗啡、可待因、青风藤碱。

(4)吲哚类生物碱:如大青素 B、靛青苷、吴茱萸碱、利血平、士的宁、长春碱、长春新碱。

(5)有机胺类生物碱:结构特点是氮原子不在环状结构内,如麻黄碱,秋水仙碱,益母草碱。

9.【答案】C

【解析】本题考查 Molish 反应。

Molish 反应主要针对糖和苷。

10.【答案】A

【解析】本题考查糖的结构类型。

(1)绝对构型

Fischer 投影式中距羰基最远的不对称碳原子的羟基向右为 D 型,向左为 L 型。

Haworth 式中那个不对称碳原子上的取代基向上为 D 型,向下为 L 型。

(2)相对构型

Haworth 式中 C1 - OH 与 C5 上取代基同侧的为 β 型,异侧的为 α 型。

11.【答案】A

【解析】本题考查蒽醌类衍生物的酸碱性。

(1)蒽醌类衍生物多具有酚羟基,故具有酸性,易溶于碱性溶剂。酸性强弱顺序为:①含 - COOH >②含两个以上 β - OH >③含一个 β - OH >④含两个以上 α - OH >⑤含一个 α - OH。

(2)在分离工作中,常采取碱梯度萃取法来分离蒽醌类化合物。在碱液中的溶解顺序为(对号入座):①5%碳酸氢钠;②5%碳酸氢钠;③5%碳酸钠;④1%氢氧化钠;⑤5%氢氧化钠。

12.【答案】A

【解析】本题考查显色反应。

(1)Feigl 反应(菲格尔反应):醌类衍生物在碱性条件下加热与醛类、邻二硝基苯反应,生成紫色化合物。

(2)无色亚甲蓝显色试验:与苯醌及萘醌反应显色。

(3)Borntrager 反应(碱液反应):羟基蒽醌类化合物遇碱显红至紫红色。

(4)Kesting - Craven 反应(活性亚甲基反应):当苯醌及萘醌的醌环上未被取代时,在碱性条件下与含活性亚甲基试剂反应,呈蓝绿色或蓝紫色。

(5)与金属离子的反应(醋酸镁反应、醋酸铅反应):蒽醌类化合物如具有 α - 酚羟基或邻二酚羟基,可与 Pb^{2+} 、Mg^{2+} 等形成络合物。

13.【答案】C

【解析】本题考查显色反应。

四氢硼钠($NaBH_4$)或四氢硼钾(KBH_4)反应是二氢黄酮类化合物的专属反应。其他黄酮类化合物无此显色反应。

14.【答案】E

【解析】本题考查鞣质与蛋白质的作用。

鞣质可与蛋白质(如明胶)结合生成不溶于水的复合物沉淀。

15.【答案】B

【解析】本题考查煅淬法。

煅淬法适用于质地坚硬,经过高温仍不能疏松的矿物药,以及临床上因特殊需要而必须煅淬的药物。目的:(1)使药物质地酥脆,易于粉碎,利于有效成分煎出。如代赭石、磁石。(2)改变药物的理化性质,减少副作用,增强疗效。如自然铜。(3)清除药物中夹杂的杂质,洁净药物。如炉甘石。

16.【答案】D

【解析】本题考查地黄的炮制作用。

鲜地黄具有清热生津、凉血、止血的功能。生地黄具有清热凉血,养阴生津的功能。熟地药性由寒转温,由清转补,具有补血滋阴,益精填髓的功能。生地炭入血分凉血止血,用于吐血,衄血,尿血,便血,崩漏等。熟地炭以补血止血为主,用于虚损性出血。

17.【答案】C

【解析】本题考查巴豆的炮制作用。

(1)生巴豆毒性强烈,仅供外用蚀疮。(2)炒巴豆毒性稍减,可用于疮痈肿毒、腹水鼓胀、泻痢。(3)巴豆霜毒性降低,泻下作用得到缓和,多用于寒积便秘、乳食停滞、腹水、二便不通、喉风、喉痹。(4)巴豆含巴豆油,具有强烈的泻下作用和刺激性。

18.【答案】D

【解析】本题考查栓剂的融变时限。

(1)脂肪性基质的栓剂应在 30 min 内全部融化、软化或触压时无硬芯;(2)水溶性基质的栓剂应在 60 min 内全部溶解。

19.【答案】D

【解析】本题考查丸剂的溶散时限。

(1)小蜜丸、水蜜丸和水丸应在 1 h 内全部溶散。

(2)浓缩丸和糊丸应在 2 h 内全部溶散。

(3)滴丸应在 30 min 内全部溶散,包衣滴丸应在 1 h 内全部溶散。

(4)蜡丸照崩解时限检查法片剂项下的肠溶衣片检查法检查。

(5)大蜜丸不检查溶散时限。

20.【答案】C

【解析】本题考查润滑剂的作用。

(1)降低颗粒间的摩擦力,增加流动性,利于加料,减少片重差异。

(2)避免粉粒在冲、模表面黏附,确保片面光洁。

(3)降低粉粒或片剂与冲、模间的摩擦力,利于正常压片和出片,同时减少冲、模磨损。

21.【答案】E

【解析】本题考查气雾剂的类型。

(1)按用药途径,气雾剂可分为吸入气雾剂、非吸入气雾剂。

(2)按处方组成,气雾剂可分为二相气雾剂(气相和液相)和三相气雾剂(气相、液相、固相或液相)。溶液型气雾剂属于二相气雾剂,乳浊液和混悬液型气雾剂属于三相气雾剂。

(3)按给药定量与否,气雾剂可分为定量气雾剂和非定量气雾剂。

22.【答案】D

【解析】本题考查辅料的种类与作用。

(1)冰糖:增加胶剂的透明度和硬度,并有矫味作用。也可用白糖代替。

(2)油类:花生油、豆油、麻油。油可降低胶块的黏度,便于切胶,且在浓缩收胶时,油可促进锅内气泡的逸散,起消泡的作用。

(3)酒类:多用绍兴黄酒,也可用白酒代替。酒起矫味矫臭作用,收胶时有利于气泡逸散。

(4)明矾:沉淀胶液中的泥沙杂质,增加胶剂的透明度。

23.【答案】B

【解析】本题考查中药的来源。

苦参原植物所属的科是豆科。

24.【答案】A

【解析】本题考查性状鉴定。

质坚实,难折断,横切面可见数轮同心环纹的是商陆。

25.【答案】B

【解析】本题考查性状鉴定。

表面具有"砂眼",根头具有"珍珠盘"的药材是银柴胡。

26.【答案】A

【解析】本题考查性状鉴定。

切面韧皮部有红棕色至黑棕色分泌物,与木质部相间排列,呈数个同心型椭圆形环或偏心性半圆形环的药材是鸡血藤。

27.【答案】B

【解析】本题考查药材的性状鉴别。

外表面有残留橙黄色或棕黄色鳞片状粗皮,纤维性强,难折断,易纵向撕裂的药材是桑白皮。

28.【答案】D

【解析】本题考查药材的性状鉴别。

常单生或2~3个基部连生,苞片外表面紫红色,内表面密被白色絮状绒毛的药材是款冬花。

29.【答案】B

【解析】本题考查药材的性状鉴别。

与水共研能形成黄棕色乳状液的药材是没药。

30.【答案】A

【解析】本题考查药材的性状鉴别。

呈扁平长条形,全体共22个环节,从第二节起,每体节两侧有步足一对的药材是蜈蚣。

31.【答案】B

【解析】本题考查中药四气与中枢神经系统的关系。

(1)寒凉药知母、石膏给大鼠灌胃造成的寒证模型,脑内兴奋性神经递质去甲肾上腺素(NA)和多巴胺(DA)含量降低,抑制性递质5-羟色胺(5-HT)含量增加。

(2)寒证模型经热性温阳药(附子、干姜)或温性补气药(党参、黄芪)治疗后,则可使NA和DA含量升高,5-HT含量降低。

(3)结论:多数寒凉药具有中枢抑制作用,而温热药具有中枢兴奋作用。

32.【答案】D

【解析】本题考查马兜铃酸的主要毒性。

马兜铃、关木通、细辛、天仙藤、广防己、青木香等均含有马兜铃酸。马兜铃酸是一类具有肾毒性和致癌性的物质。

33.【答案】A

【解析】本题考查来源。

鸡内金的药用部位为鸡的干燥沙囊内壁。

34.【答案】D

【解析】本题考查来源。

药用部位为背甲和腹甲的中药材为龟甲。药用部位为背甲的中药材为鳖甲。

35.【答案】E

【解析】本题考查来源。

羚羊角正品药材的动物来源是赛加羚羊。

36.【答案】C

【解析】本题考查性状鉴别。

牛黄表面黄红色至棕黄色,有的表面挂有一层黑色光亮的薄膜,习称“乌金衣”。体轻,质酥脆,易分层剥落,断面金黄色,可见细密的同心层纹,有的夹有白心。气清香,味先苦而后微甘,有清凉感,嚼之易碎,不黏牙。取本品少量,加清水调和,涂于指甲上,能将指甲染成黄色,习称“挂甲”。

37.【答案】B

【解析】本题考查性状鉴别。

(1)朱宝砂:呈细小颗粒或粉末状,色红明亮,触之不染手,习称“朱宝砂”。

(2)镜面砂:呈不规则板片状,厚薄不一,边缘不整齐,色红而鲜艳,光亮如镜面,质较松脆,习称“镜面砂”。

(3)豆瓣砂:块状较大,方圆形或多角形,颜色发暗或灰褐色,质重而坚,不易碎者,习称“豆瓣砂”。

38.【答案】C

【解析】本题考查来源。

赭石为氧化物类矿物刚玉族赤铁矿,主含三氧化二铁(Fe_2O_3)。

39.【答案】A

【解析】本题考查性状鉴别。

石膏为纤维状的集合体,白色,半透明,体重,质软,纵断面绢丝样光泽。

40.【答案】E

【解析】本题考查性状鉴别。

芒硝为棱柱状或不规则块状。无色透明或类白色半透明,暴露在空气中则表面逐渐风化而覆盖一层白色粉末。

二、配伍选择题(共60题,每题1分。备选答案在前,试题在后。每组题均对应同一组备选答案,每题只有一个正确答案。每个备选答案可重复选用,也可不选用。)

[41-42]

【答案】41. C、42. A

【解析】本组题考查组方理论。

(1)君药(又称主药):指对处方的主证或主病起主要治疗作用的药物,药力居方中之首,是方剂组成中不可缺少的药物。

(2)臣药:①辅助君药加强治疗主病和主证的药物;②针对兼病或兼证起治疗作用的药物。

(3)佐药:①佐助药,即协助君、臣药加强治疗作用,或直接治疗次要兼证的药物;②佐制药,即用以消除或减缓君、臣药的毒性或烈性的药物;③反佐药,即根据病情需要,使用与君药药性相反而又能在治疗中起相成作用的药物。

(4)使药:①引经药,即引方中诸药直达病灶;②调和药,即调和诸药的作用。

[43-44]

【答案】43. D、44. E

【解析】本组题考查八法理论。

(1)汗法

汗法是通过发汗解表、宣肺散邪的方法,使在肌表的外感六淫之邪随汗而解的一种治法。

(2)吐法

吐法是通过涌吐,使停留在咽喉、胸膈、胃脘等部位的痰涎、宿食或毒物从口中吐出的一种治法。多用于实邪壅塞,病情急剧的病人。若病情虽急,却有体虚气弱,尤其是孕妇,则必须慎用。

(3)下法

下法是通过荡涤肠胃,泻出肠中积滞,使停留于肠胃的宿食、燥屎、冷积、瘀血、结痰、停水等从下窍而出,以祛邪除病的一种治疗方法。

(4)和法

和法是通过和解或调和的作用以达到祛除病邪的一种治法,如和解少阳、调和肝脾。

(5)温法

温法是通过温中、祛寒、回阳、通络等作用,使寒邪去、阳气复、经络通、血脉和,适用于脏腑经络因寒邪为病的一种治法。

(6)清法

清法是通过清热泻火,以清除火热之邪,适用于里热证的一种治法。至于外感六淫之邪的表热证,当用汗法之辛凉解表法治疗。

(7)消法

消法是通过消食导滞和消坚散结作用,对气、血、痰、食、水、虫等积聚而成的有形之结,使之渐消缓散的一种治法。

(8)补法

补法是通过滋养、补益人体气血阴阳,适用于某一脏腑或几个脏腑,或气、血、阴、阳之一,或全部虚弱的一种治疗方法。

[45-48]

【答案】45. D、46. C、47. B、48. E

【解析】本组题考查道地药材。

四大南药:阳春砂、益智仁、巴戟天、槟榔。

四大怀药:地黄、牛膝、山药、菊花。

浙八味：浙贝母、温郁金、杭菊花、杭麦冬、白术、白芍、延胡索、玄参。

四大藏药：冬虫夏草、雪莲花、炉贝母、藏红花。

[49－50]

【答案】49. D、50. B

【解析】本组题考查中药成分的提取方法。

不需要加热的提取方法是渗漉法，采用索氏提取器进行提取的方法是连续回流提取法。

[51－53]

【答案】51. A、52. D、53. B

【解析】本组题考查中药成分的分离方法。

聚酰胺吸附法分离物质的根据是物质氢键吸附强弱的差别；离子交换色谱法分离物质的根据是物质解离程度的差别；凝胶过滤法分离物质的根据是物质分子大小的差异。

[54－55]

【答案】54. A、55. E

【解析】本组题考查生物碱的碱性。

根据 Lewis 酸碱电子理论，碱性用 pK_a 表示。pK_a 越大，碱性越强；反之，碱性越弱。根据 pK_a 值大小，可将生物碱分为：(1)强碱：如季铵碱类生物碱；(2)中强碱：如脂胺类生物碱；(3)弱碱：如芳香胺类生物碱；(4)极弱碱：如酰胺类生物碱。

[56－59]

【答案】56. A、57. C、58. B、59. D

【解析】本组题考查中药化学知识。

与盐酸－镁粉反应呈阳性的化合物是7－羟基黄酮；虎杖中含有的蒽醌类化合物是大黄酸；秦皮中含有的香豆素类化合物是七叶内酯；能与碘化铋钾试剂反应生成沉淀的化合物是苦参碱。

[60－63]

【答案】60. B、61. C、62. D、63. E

【解析】本组题考查质量控制成分。

《中国药典》规定，黄连的质量控制成分是盐酸小檗碱；苦参的质量控制成分是苦参碱和氧化苦参碱；川乌的质量控制成分是乌头碱、次乌头碱、新乌头碱；马钱子的质量控制成分是番木鳖碱和马钱子碱。

[64－67]

【答案】64. A、65. B、66. C、67. E

【解析】本组题考查质量控制成分的结构类型。

柴胡质量控制成分的结构类型是三萜皂苷；葛根质量控制成分的结构类型是异黄酮；五味子质量控制成分的结构类型是木脂素；穿心莲质量控制成分的结构类型是二萜。

[68－70]

【答案】68. C、69. D、70. E

【解析】本组题考查表面活性剂的分类。

属于非离子型表面活性剂的是吐温－80；属于两性离子型表面活性剂的是豆磷脂；属于阳离子型表面活性剂的是苯扎氯铵。

[71 - 73]

【答案】71. E、72. C、73. B

【解析】本组题考查附加剂的作用。

亚硫酸氢钠常用作偏酸性中药注射液的抗氧剂;氯化钠常用作中药注射液的渗透压调节剂;七氟丙烷可作为药用气雾剂的抛射剂。

[74 - 75]

【答案】74. C、75. C

【解析】本组题考查基质的作用。

制备以甘油明胶为基质的栓剂时,润滑剂宜选用植物油。

制备以聚乙二醇 - 4000 为基质的滴丸时,冷凝液宜选用植物油。

[76 - 79]

【答案】76. E、77. A、78. A、79. C

【解析】本组题考查炼蜜规格。

(1)嫩蜜:炼制温度在 105 ℃ ~ 115 ℃,含水量为 17% ~ 20%,相对密度约 1.35,色泽无明显变化,稍有黏性。适合于含较多黏液质、胶质、糖、淀粉、油脂、动物组织等黏性较强的药粉制丸。

(2)中蜜(又称炼蜜):炼制温度达 116 ℃ ~ 118 ℃,含水量在 14% ~ 16%,相对密度为 1.37 左右,炼制时表面翻腾"鱼眼泡"。手指捻有黏性,但两指分开指间无长白丝出现。适用于黏性中等的药粉制丸,为大部分蜜丸所采用。

(3)老蜜:炼制温度达 119 ℃ ~ 122 ℃,含水量在 10% 以下,相对密度约为 1.40,呈红棕色。炼制时表面出现"牛眼泡",能"滴水成珠"。用手指捻,黏性强,两指分开有白色长丝(俗称"打白丝")。适用于黏性差的矿物药或富含纤维的药粉制丸。

[80 - 83]

【答案】80. A、81. C、82. E、83. B

【解析】本组题考查辅料的作用。

羧甲基淀粉钠常用作片剂的崩解剂;磷酸氢钙可作为中药片剂原料中油类的吸收剂;硬脂酸镁为中药片剂常用的润滑剂;不同浓度的乙醇为中药浸膏片制颗粒常用的润湿剂。

[84 - 85]

【答案】84. D、85. A

【解析】本组题考查易水解和易氧化的药物类型。

(1)易发生水解反应的药物

①酯类药物;

②酰胺类药物;

③苷类药物。

(2)易氧化的药物分子结构类型

①具有酚羟基或潜在酚羟基的有效成分,如黄芩苷等;

②含有不饱和碳链的油脂、挥发油等。

[86 - 88]

【答案】86. E、87. D、88. B

【解析】本组题考查药材的性状鉴别术语。

甘草药材横切面显菊花心；防己药材横切面显车轮纹；何首乌药材横切面显云锦花纹。

[89 - 90]

【答案】89. B、90. D

【解析】本组题考查药材的性状鉴别。

切面近边缘有 1 条棕黄色隆起的木质部环纹或条纹，外表偶有金黄色绒毛残留的饮片是狗脊；纵切片呈蝴蝶状，切面灰白色或黄白色，散有黄棕色小油点的饮片是川芎。

[91 - 93]

【答案】91. A、92. E、93. D

【解析】本组题考查药材的折断面。

折断面呈平坦状的药材是牡丹皮；折断面呈颗粒状的药材是肉桂；折断面呈层片状的药材是苦楝皮。

[94 - 96]

【答案】94. B、95. E、96. D

【解析】本组题考查药材的药用部位。

药用部位为干燥成熟种子的药材是酸枣仁；药用部位为干燥果穗的药材是桑葚；药用部位为干燥成熟种仁的药材是肉豆蔻。

[97 - 100]

【答案】97. B、98. D、99. C、100. A

【解析】本组题考查药材的性状鉴别。

呈扁片状，全身密被细鳞，背部有黄白色或灰绿色斑点，足趾底面具吸盘的药材是蛤蚧。表面有"乌金衣"，断面具细密的同心层纹，粉末用清水调和后能"挂甲"的药材是牛黄。具有"翘鼻头""方胜纹""连珠斑""佛指甲"性状特征的药材是蕲蛇。背部黑色或灰黑色，有白色环纹 45 ~ 58 个，脊鳞扩大呈六角形的药材是金钱白花蛇。

三、综合分析选择题（共 10 题，每题 1 分。题干分为若干组，每组题目基于同一个临床情景、病例、实例或者案例的背景信息逐题展开。每题的备选项中，只有一个最佳答案。）

[101 - 102]

101.【答案】A

【解析】本题考查透皮吸收的概念。

透皮吸收是指药物从基质中释放、穿透表皮、吸收进入血液循环而产生全身作用。

102.【答案】D

【解析】本题考查外用膏剂的特点。

黑膏药既具有局部治疗作用，也具有全身治疗作用。

[103 - 105]

103.【答案】C

【解析】本题考查性状鉴别。

主根表面灰褐色或灰黄色，有断续的纵皱纹和支根痕。周围有瘤状突起。体重，质坚实，断面灰绿色、黄绿色或灰白色。气微，味苦回甜。体现了"铜皮铁骨狮子头"的特点。故该药材是三七。

104.【答案】A

【解析】本题考查道地药材。

三七主产于云南文山,广西田阳、靖西、百色等地。

105.【答案】E

【解析】本题考查三七的分类。

主根习称“三七”,支根习称“筋条”,根茎习称“剪口”,须根习称“绒根”。

[106 - 108]

106.【答案】C

【解析】本题考查性状鉴别。

药材呈类圆柱形,中部略粗或上粗下细,有的微弯曲似羊角,断面黑色,气特异似焦糖,味甘、微苦。说明该药材为玄参。

107.【答案】E

【解析】本题考查道地药材。

玄参为玄参科玄参的干燥根,主产于浙江省。

108.【答案】B

【解析】本题考查发汗的定义。

为了促使药材变色,增强气味或减小刺激性,便于干燥,常将药材堆积放置,使其发热回潮,内部水分向外挥散,这种方法称为“发汗”。玄参、茯苓、续断、杜仲、厚朴等均需发汗处理。

[109 - 110]

109.【答案】C

【解析】本题考查性状鉴定。

表面黄白色,有纵皱纹及由点状突起(潜伏芽)排列而成的横环纹多轮。顶端有红棕色鹦嘴状的芽苞;底部有圆脐形疤痕。说明此药材为天麻。

110.【答案】C

【解析】本题考查药材来源。

天麻为兰科天麻的干燥块茎。

四、多项选择题(共 10 题,每题 1 分。每题的备选项中有 2 个或 2 个以上正确答案。少选、错选、多选均不得分。)

111.【答案】ACE

【解析】本题考查中药配伍的目的。

增强治疗效能,扩大治疗范围,适应复杂病情,减少不良反应。

112.【答案】ABCD

【解析】本题考查道地药材。

四大怀药包括地黄、牛膝、山药、菊花。

113.【答案】ABE

【解析】本题考查挥发油的主要化学常数。

(1)物理常数:相对密度、比旋度、折光率、沸点。

(2)挥发油的化学常数

①酸值:代表挥发油中游离羧酸和酚类成分含量的指标。以中和 1g 挥发油中游离酸性成

分所消耗氢氧化钾的毫克数表示。

②酯值:代表挥发油中酯类成分含量的指标。以水解 1g 挥发油中所含酯需消耗氢氧化钾的毫克数表示。

③皂化值:代表挥发油中游离羧酸、酚类成分和结合态酯总量的指标。以皂化 1g 挥发油所消耗氢氧化钾的毫克数表示。皂化值是酸值和酯值之和。

114.【答案】ABCE

【解析】本题考查显色反应。

醋酐 - 浓硫酸(Liebermann - Burchard)反应用于:

(1)区分三萜皂苷和甾体皂苷:三萜皂苷最后呈红色或紫色,甾体皂苷最终呈蓝绿色。

(2)强心苷甾体母核的颜色反应。

115.【答案】ABCDE

【解析】本题考查液体药剂的主要类型。

按分散体系分类,液体药剂主要类型有溶液、高分子溶液、溶胶、混悬液、乳状液。

116.【答案】AD

【解析】本题考查滴制法。

可用滴制法制备的剂型有软胶囊、滴丸。

117.【答案】ACD

【解析】本题考查片剂的分类。

(1)口服片:指经口服,在胃肠道崩解、吸收而发挥局部或全身治疗作用的片剂。例如口服普通片、咀嚼片、分散片、可溶片、泡腾片、缓释片、控释片、肠溶片、口崩片。

(2)口腔用片:①含片。②舌下片:指置于舌下能迅速溶化,药物经舌下黏膜吸收发挥全身作用的片剂。主要适用于急症治疗。③口腔贴片:指粘贴于口腔,经黏膜吸收后起局部或全身作用的片剂。

(3)外用片。

118.【答案】ABCDE

【解析】本题考查影响中药制剂稳定性的因素。

影响中药制剂稳定性的因素包括药物性质、辅料、制剂工艺、剂型设计、贮藏条件。

119.【答案】ABCDE

【解析】本题考查牛黄的性状鉴别。

(1)蛋黄:多呈卵形、类球形。表面黄红色至棕黄色,有的表面挂有一层黑色光亮的薄膜,习称"乌金衣"。体轻,质酥脆,易分层剥落,断面金黄色,可见细密的同心层纹,有的夹有白心。气清香,味先苦而后微甘,有清凉感,嚼之易碎,不黏牙。

(2)管黄:呈管状或为破碎的小片。质酥脆,断面有较少的层纹。

(3)取本品少量,加清水调和,涂于指甲上,能将指甲染成黄色,习称"挂甲"。

120.【答案】ABCD

【解析】本题考查性状鉴别术语。

羚羊角的性状术语有乌云盖顶、通天眼、手可握把、骨塞。

中药学专业知识(一)试卷(4)答案与解析

一、最佳选择题(共 40 题,每题 1 分。每题的备选项中,只有 1 个最符合题意。)

1.【答案】B

【解析】本题考查历代本草著作的学术意义。

《本草经集注》,作者为陶弘景,首创按药物自然属性分类法,载药 730 种。该书第一次全面系统地整理、补充了《神农本草经》,初步确立了综合性本草著作的编写模式。

2.【答案】C

【解析】本题考查产地加工方法。

药材在产地加工过程中为了促使变色,增强气味或减小刺激性,有利于干燥,常对其进行"发汗"处理。方法为将药材堆积放置,使其发热回潮,内部水分向外挥散,这种方法称为"发汗"。例如玄参、茯苓、续断、杜仲、厚朴等均需发汗处理。

3.【答案】D

【解析】本题考查五味的缺点。

辛:耗气伤阴,气虚阴亏者慎用。

甘:腻膈碍胃,令人中满,凡湿阻、食积、中满气滞者慎用。

酸:收敛邪气,凡邪未尽之证均当慎用。

苦:伤津、伐胃,津液大伤及脾胃虚弱者不宜大量用。

咸:不宜多食,高血压、动脉硬化、脾虚便溏者慎用。

4.【答案】E

【解析】本题考查细胞内含物的鉴定。

(1)淀粉粒:加碘试液,显蓝色或紫色;用醋酸甘油试液装片,置偏光显微镜下观察,未糊化淀粉粒有偏光现象;已糊化的无偏光现象。

(2)糊粉粒:加碘试液,显棕色或黄棕色;加硝酸汞试液显砖红色。

(3)脂肪油、挥发油或树脂:加苏丹Ⅲ试液呈橘红色、红色或紫红色;加 90% 乙醇,脂肪油不溶解,挥发油则溶解。

(4)菊糖:加 10% α-萘酚乙醇溶液,再加浓硫酸,呈紫红色,并很快溶解。

(5)黏液:加钌红试液,显红色。

(6)草酸钙结晶:加稀醋酸不溶解,加稀盐酸溶解而无气泡产生;加硫酸溶液,逐渐溶解,片刻后析出针状硫酸钙结晶。

(7)碳酸钙结晶(钟乳体):加稀盐酸溶解,同时有气泡产生。

(8)硅质:加硫酸不溶解。

5.【答案】A

【解析】本题考查膨胀度。

(1)定义:指每 1 g 药品在水或其他规定的溶剂中,在一定的时间与温度条件下膨胀后所占有的体积(ml)。

(2)适用药材：含黏液质、胶质和半纤维素类的天然药品。

(3)《中国药典》规定：

①车前子膨胀度不低于4.0；

②哈蟆油膨胀度不低于55；

③葶苈子膨胀度：南葶苈子不低于3，北葶苈子不低于12。

6.【答案】D

【解析】本题考查鉴别术语。

具有“金井玉栏”特征的药材包括桔梗、黄芪、板蓝根、甘草等。

7.【答案】A

【解析】本题考查煎煮法。

煎煮法是最传统的方法，将中药材加水浸泡后加热煮沸，从而将有效成分提取出来。此法简便，缺点是含挥发性成分或有效成分遇热易分解的中药材不宜用此法。

8.【答案】A

【解析】本题考查结晶纯度的判断。

(1)结晶形态和色泽；(2)熔点和熔距；(3)色谱法；(4)质谱；(5)核磁共振。

9.【答案】E

【解析】本题考查生物碱的分类。

有机胺类生物碱的结构特点是氮原子不在环状结构内，如麻黄碱、秋水仙碱、益母草碱。

10.【答案】C

【解析】本题考查生物碱的性状。

多数生物碱为结晶形固体。少数液体状态和小分子的固体生物碱具有挥发性，可用水蒸气蒸馏，如麻黄碱、伪麻黄碱、烟碱。个别生物碱具有升华性，如咖啡因(咖啡碱)、川芎嗪。多具苦味，但甜菜碱具有甜味。绝大多数生物碱无色，但小檗碱、蛇根碱呈黄色；药根碱、小檗红碱呈红色。

11.【答案】B

【解析】本题考查多糖的定义。

由10个以上单糖通过苷键连接而成的糖称为多聚糖(多糖)，多糖一般无甜味，无还原性。纤维素、甲壳素、淀粉、肝糖原均为常见的多糖。

12.【答案】A

【解析】本题考查醌类化合物。

丹参的有效成分包括脂溶性成分和水溶性成分。(1)脂溶性成分：为菲醌类成分，极性小，如丹参酮Ⅰ、丹参酮ⅡA、丹参酮ⅡB、隐丹参酮等。(2)水溶性成分：为酚酸类成分，极性大，如丹参素(丹参酸甲)、丹酚酸A、丹酚酸B、原儿茶酸、原儿茶醛等。

13.【答案】B

【解析】本题考查香豆素的显色反应。

(1)异羟肟酸铁反应

香豆素的内酯环在碱性条件下可开环，与盐酸羟胺缩合成异羟肟酸，然后再在酸性条件下与三价铁离子络合成盐而显红色。

(2)三氯化铁反应

具有酚羟基的香豆素类可与三氯化铁试剂产生颜色反应，通常是蓝绿色。

(3) Gibb's 反应

Gibb's 试剂为2,6-二氯(溴)苯醌氯亚胺，在弱碱性条件下与酚羟基对位的活泼氢缩合成蓝色化合物。

(4) Emerson 反应

Emerson 试剂与酚羟基对位的活泼氢生成红色缩合物。

14.【答案】E

【解析】本题考查黄酮类化合物的显色反应。

盐酸-镁粉反应(HCl-Mg)：

(1)鉴定黄酮类化合物最常用的颜色反应。

(2)黄酮、黄酮醇、二氢黄酮及二氢黄酮醇类化合物显橙红色至紫红色。

(3)异黄酮、查耳酮、橙酮、儿茶素类无此显色反应。

15.【答案】B

【解析】本题考查薄荷主要化学成分的结构类型。

薄荷挥发油中含有的主要化学成分的结构类型是单环单萜，主要含有薄荷醇，其左旋体习称薄荷脑，是薄荷挥发油中的主要成分，工业上用直接冷冻法制备。

16.【答案】D

【解析】本题考查皂苷的溶解度。

皂苷极性较大，易溶于水，难溶于有机溶剂。在含水正丁醇中有较大的溶解度，因此，正丁醇常作为提取皂苷的溶剂。苷元难溶于水，易溶于有机溶剂。

17.【答案】E

【解析】本题考查糖的分类。

根据C-2位上有无羟基分成α-羟基糖(2-羟基糖)和α-去氧糖(2-去氧糖)两类。α-去氧糖常见于强心苷类，是区别于其他苷类成分的一个重要特征。

18.【答案】C

【解析】本题考查盐炙药物。

炮制所用盐水为食盐水。食盐水为食盐加适量水溶化，经过滤而得。

(1)作用：能强筋骨、软坚散结、清热、凉血、解毒、防腐、并能矫味，还能引药下行，缓和药物的性能，增强药物的疗效。

(2)盐炙药物：知母、黄柏、杜仲、巴戟天、小茴香、橘核、车前子、砂仁、菟丝子、补骨脂、益智仁、泽泻、沙苑子等。

19.【答案】C

【解析】本题考查炮制阿胶珠。

取蛤粉适量置热锅内，用中火加热炒至灵活状态时，投入阿胶丁，不断翻动，炒至鼓起呈类圆球形，内无溏心时取出，筛去蛤粉，放凉。每100 kg阿胶丁，用蛤粉30~50 kg。

20.【答案】C

【解析】本题考查蒸法。

黄芩经过蒸制使药材软化，杀死酶类，防止黄芩苷因水解而变绿。

21.【答案】D

【解析】本题考查散剂的质量检查项目与要求。

粒度:用于烧伤或严重创伤的外用散剂,通过七号筛的粉末总量不得少于95%。

水分:不得过9.0%。

无菌:用于烧伤或严重创伤的外用散剂,应为无菌。

22.【答案】D

【解析】本题考查中药注射剂的半成品。

(1)以有效成分制成的中药注射剂,有效成分的纯度应达到90%以上。

(2)以多成分制备的中药注射剂,结构明确成分的含量应不低于80%。

23.【答案】B

【解析】本题考查注射用油的质量要求。

(1)种类:主要是大豆油,此外也有麻油、茶油、花生油、橄榄油、玉米油等。

(2)要求:酸值应不大于0.1;皂化值应为188~195;碘值应为126~140。

24.【答案】C

【解析】本题考查茶剂的质量要求。

(1)干燥温度一般为80℃以下,含挥发油类茶剂的干燥温度应控制在60℃以下。

(2)水分要求:

①含糖型块状茶剂的含水量为3%以下。

②不含糖型块状茶剂的含水量为12%以下。

③袋装茶剂、煎煮茶剂的含水量为12%以下。

25.【答案】D

【解析】本题考查颗粒剂的质量要求。

除另有规定外,颗粒剂含水分不得超过8.0%。

26.【答案】C

【解析】本题考查片剂包衣的目的。

包薄膜衣,一般会延缓药物的溶出。

27.【答案】D

【解析】本题考查β-环糊精包合物的作用。

可提高药物的稳定性,减少药物刺激性,增加药物的溶解度,调节药物的释放速度,使液体药物粉末化。

28.【答案】C

【解析】本题考查改变血液流变学的药理作用。

具有改变血液流变学,抗血栓作用的中药包括丹参、川芎、赤芍、益母草、水蛭等活血化瘀药。

29.【答案】D

【解析】本题考查性状鉴别。

川牛膝的断面特征是切面有多数淡黄色小点(维管束)排列成数轮同心环。

30.【答案】D

【解析】本题考查药材的来源。

银柴胡原植物所属的科是石竹科。

31.【答案】E

【解析】本题考查药材的气味。

肉桂气香浓烈，味甜、辣。

32.【答案】E

【解析】本题考查药材的表面特征。

呈棒状，上粗下细，略弯曲，表面黄白色或绿白色，密被短柔毛的药材是金银花。

33.【答案】A

【解析】本题考查药材的水试法。

种子水浸后，种皮呈龟裂状的药材是牵牛子。

34.【答案】E

【解析】本题考查药材的产地。

五味子习称北五味子，主产于东北；南五味子习称华中五味子，主产于华中地区。

35.【答案】C

【解析】本题考查药材的表面特征。

呈椭圆形，表面棕色或灰棕色，有13～20条纵向断续突起棱线的药材是益智仁。

36.【答案】B

【解析】本题考查全草类中药含叶量的检查。

《中国药典》规定：(1)穿心莲含叶量不得少于30%；(2)薄荷含叶量不得少于30%；(3)广藿香含叶量不得少于20%。

37.【答案】B

【解析】本题考查经验鉴别。

外色黑似铁，研粉红似血，火燃呛鼻，有苯甲酸样气味的药材是血竭。

38.【答案】E

【解析】本题考查性状鉴别。

入水浮于水面，加热逐渐下沉，火烧即发出轻微爆鸣及明亮火焰的药材是海金沙。

39.【答案】E

【解析】本题考查性状鉴别。

嗅之作嚏，断面沾水即呈乳白色突起的药材是蟾酥。

40.【答案】C

【解析】本题考查药材的化学成分。

炉甘石的主要成分是碳酸锌。

二、配伍选择题(共60题，每题1分。备选答案在前，试题在后。每组题均对应同一组备选答案，每题只有一个正确答案。每个备选答案可重复选用，也可不选用。)

[41－42]

【答案】41. B、42. C

【解析】本组题考查中药性味的作用。

能清热燥湿的药，其性味大多苦寒；能发散风热的药，其性味大多辛凉。

[43－46]

【答案】43. E、44. A、45. D、46. C

【解析】本组题考查道地药材。

细辛的主产地是东北；大黄的主产地是甘肃、青海；茯苓的主产地是云南；附子的主产地是四川江油、平武、绵阳。

[47 - 50]

【答案】47. E、48. B、49. A、50. C

【解析】本组题考查中药化学的鉴别反应。

可鉴别麻黄碱的反应是铜络盐反应；可鉴别小檗碱的反应是丙酮加成反应；可鉴别香豆素的反应是异羟肟酸铁反应；可鉴别莨菪碱的反应是氯化汞反应。

[51 - 54]

【答案】51. A、52. D、53. E、54. C

【解析】本组题考查含有生物碱的中药。

马钱子中所含的生物碱是士的宁；天仙子中所含的生物碱是莨菪碱；黄连中所含的生物碱是小檗碱；山豆根中所含的生物碱是苦参碱。

[55 - 56]

【答案】55. A、56. B

【解析】本组题考查显色反应。

蒽醌类化合物呈阳性反应的是 Borntrager 反应；苯醌和萘醌类化合物呈阳性反应的是无色亚甲蓝反应；四氢硼钠反应针对二氢黄酮；吉布斯反应针对香豆素；菲林反应针对糖类。

[57 - 60]

【答案】57. B、58. A、59. E、60. D

【解析】本组题考查化学成分的结构类型。

知母中主要化学成分的结构类型是甾体皂苷类；芦荟中主要化学成分的结构类型是蒽醌类；连翘中主要化学成分的结构类型是木脂素类；陈皮中主要化学成分的结构类型是黄酮类。

[61 - 63]

【答案】61. A、62. E、63. B

【解析】本组题考查皂苷的类型。

香加皮中的皂苷是强心苷；人参中的皂苷是三萜皂苷；麦冬中的皂苷是甾体皂苷。

[64 - 67]

【答案】64. A、65. C、66. D、67. E

【解析】本组题考查中药炮制。

用米炒的是斑蝥；用土炒的是白术；用砂炒的是马钱子；用滑石粉炒的是水蛭；清炒的是决明子。

[68 - 70]

【答案】68. C、69. C、70. C

【解析】本组题考查中药炮制。

炒王不留行的火候为中火；蒲黄炒炭的火候为中火；麸炒枳壳的火候为中火。

[71 - 73]

【答案】71. D、72. A、73. C

【解析】本组题考查乳剂的不稳定现象。

(1)分层：乳剂在放置过程中，乳滴逐渐聚集在上层或下层的现象，称为分层或乳析。乳剂的分层速度符合 Stokes 定律，如减少乳滴的粒径、增加连续相的黏度、降低分散相与连续相之间的密度差等均能降低分层速度。

(2)絮凝：ζ 电位降低促使液滴聚集，出现乳滴聚集成团的现象，称为絮凝。此时，乳滴的聚集和分散是可逆的，但通常是在乳滴破裂的前期。

(3)转相：由 O/W 型乳剂转变为 W/O 型乳剂或出现相反的变化称为转相。

(4)破裂：分散相乳滴合并且与连续相分离成不相混溶的两层液体的现象称为破裂。乳剂破裂是不可逆的，一旦发生就不能恢复到原来均匀的状态。

(5)酸败：乳剂受外界因素及微生物作用，使体系中油相或乳化剂发生变质的现象称为酸败。

[74－76]

【答案】74. D、75. A、76. B

【解析】本组题考查注射剂的附加剂。

亚硫酸钠作为偏碱性中药注射液的抗氧剂；乙二胺四乙酸二钠可作为中药注射液的金属离子络合剂；硬脂酸三乙醇胺皂可作为气雾剂的乳化剂。

[77－80]

【答案】77. D、78. B、79. C、80. E

【解析】本组题考查明胶空心胶囊的囊材组成。

(1)原料：明胶。

(2)辅料

①增塑剂，如甘油、山梨醇、羧甲基纤维素钠；

②增稠剂，如琼脂(增加胶液的胶冻力)；

③遮光剂，如二氧化钛；

④着色剂，如柠檬黄、胭脂红；

⑤防腐剂，如对羟基苯甲酸酯类；

⑥增光剂，如十二烷基磺酸钠；

⑦芳香矫味剂，如乙基香草醛。

[81－83]

【答案】81. B、82. C、83. D

【解析】本组题考查丸剂的含水量。

(1)蜜丸和浓缩蜜丸中所含水分不得过 15.0%；

(2)水蜜丸和浓缩水蜜丸不得过 12.0%；

(3)水丸、糊丸、浓缩水丸不得过 9.0%；

(4)蜡丸、滴丸不检查水分。

[84－85]

【答案】84. E、85. A

【解析】本组题考查胶剂辅料的种类与作用。

(1)冰糖：增加胶剂的透明度和硬度，并有矫味作用，也可用白糖代替。

(2)油类：花生油、豆油、麻油。油可降低胶块的黏度，便于切胶，且在浓缩收胶时，油可促进锅内气泡的逸散，起消泡的作用。

(3)酒类：多用绍兴黄酒，也可用白酒代替。酒起矫味矫臭作用，收胶时有利于气泡逸散。

(4)明矾:沉淀胶液中的泥沙杂质,增加胶剂的透明度。

[86 -88]

【答案】86. C、87. B、88. A

【解析】本组题考查药物不良反应的分类。

(1)副作用:指在治疗剂量下所出现的与治疗目的无关的作用。

(2)毒性反应:指用药剂量过大或用药时间过长而产生的对机体组织器官的损害性反应,一般后果较严重,有时较难恢复。

(3)变态反应:指机体受到中药刺激后产生的病理性免疫反应,最常见的是过敏反应。

(4)后遗效应:指停药后血药浓度已降至最低有效浓度以下时残存的药物效应。又称后作用。

(5)特异质反应:指少数人应用某些中药后,所产生的作用性质与常人不同的损害性反应。

(6)依赖性:指反复或长期应用某些中药,患者产生心理或生理依赖,一旦停药,就出现戒断症状(如兴奋、失眠、出汗、呕吐、震颤,甚至虚脱、意识丧失),若此时给予适量该药物,症状立即消失。

[89 -90]

【答案】89. D、90. B

【解析】本组题考查性状鉴别。

呈不规则长条形或圆形,切面近边缘 1 ~4mm 处有 1 条棕黄色隆起的木质的环纹或条纹的饮片是狗脊。呈不规则厚片,横切面有 5 ~13 个黄白色维管束小点环状排列的饮片是绵马贯众。

[91 -93]

【答案】91. C、92. A、93. B

【解析】本组题考查性状特征。

具有“枯骨”性状特征的药材是木香;具有“罗盘纹”性状特征的药材是商陆;具有“蚯蚓头”性状特征的药材是防风。

[94 -96]

【答案】94. D、95. C、96. E

【解析】本组题考查性状特征。

断面有细密、银白色、富弹性的橡胶丝相连的药材是杜仲;外表面灰白色,有羊膻气的药材是白鲜皮;药材呈筒状或槽状,外表面灰黄色,粗糙,易成鳞片状剥落的药材是地骨皮。

[97 -98]

【答案】97. A、98. B

【解析】本组题考查性状特征。

置火中燃烧时发出爆鸣声且有闪光的药材是海金沙;用微火灼烧时发生紫红色烟雾的药材是青黛。

[99 -100]

【答案】99. D、100. B

【解析】本组题考查药用部位。

土鳖虫的药用部位是雌虫干燥体;牛黄的药用部位是干燥胆结石。

三、综合分析选择题(共10题,每题1分。题干分为若干组,每组题目基于同一个临床情景、病例、实例或者案例的背景信息逐题展开。每题的备选项中,只有一个最佳答案。)

[101-103]

101.**【答案】**E

【解析】本题考查药材的性状鉴别。

表面有横向环状浅沟纹和细小突起的须根痕,底部有瘤状芽痕,说明为泽泻。

102.**【答案】**B

【解析】本题考查药材的来源。

泽泻的入药部位为块茎。

103.**【答案】**C

【解析】本题考查产地。

泽泻主产于福建、四川、江西,以福建省建瓯市为佳,又名"建泽泻"。

[104-106]

104.**【答案】**D

【解析】本题考查中药化学成分的归属。

黄芩苷属于黄酮类化合物。

105.**【答案】**B

【解析】本题考查黄芩苷的化学反应。

黄芩苷属于黄酮类化合物,含有邻二酚羟基,故可以发生盐酸-镁粉反应、醋酸镁反应、氨性氯化锶反应、三氯化铁反应。但是,四氢硼钠反应是针对二氢黄酮类的鉴别反应。

106.**【答案】**C

【解析】本题考查黄芩苷的稳定性。

黄芩苷经水解生成黄芩素,因其具有邻三酚羟基,易被氧化转为醌类衍生物而显绿色,这是保存或炮制不当的黄芩变绿色的原因,黄芩变绿后,有效成分受到破坏。

[107-108]

107.**【答案】**C

【解析】本题考查半夏炮制品的作用。

(1)生半夏有毒,使人呕吐、咽喉肿痛、失音,不做内服。

(2)清半夏长于化痰,以燥湿化痰为主。

(3)姜半夏增强了降逆止呕作用,以温中化痰、降逆止呕为主。

(4)法半夏偏于祛寒痰,兼调和脾胃,用于痰多咳嗽、痰饮眩悸,亦用于中成药的制备。

(5)竹沥半夏偏于清热化痰。

108.**【答案】**E

【解析】本题考查当归炮制品的作用。

传统习惯止血用当归头,补血用当归身,破血用当归尾,补血活血用全当归。

[109-110]

109.**【答案】**C

【解析】本题考查胶囊的囊材。

明胶是胶囊囊材的主要原料。

110.【答案】D

【解析】本题考查胶囊的崩解时限。

(1)硬胶囊的崩解时限为 30 min。

(2)软胶囊的崩解时限为 1 h。

(3)肠溶胶囊先在盐酸溶液中检查 2 h,不得有裂缝或崩解现象,改在人工肠液中检查,1 h 内应全部崩解。

(4)结肠肠溶胶囊先在盐酸溶液中检查 2 h,不得有裂缝或崩解现象,然后在磷酸盐缓冲溶液(pH 6.8)中检查 3 h,不得有裂缝或崩解现象,改在磷酸盐缓冲溶液(pH 7.8)中检查,1 h内应全部崩解。

四、多项选择题(共 10 题,每题 1 分。每题的备选项中有 2 个或 2 个以上正确答案。少选、错选、多选均不得分。)

111.【答案】ACD

【解析】本题考查生物碱。

生物碱是指来源于生物界的一类含氮有机化合物,多具有碱性,可与酸成盐。大家要注意,氨基酸、氨基糖、肽类、蛋白质、核酸、核苷酸以及含氮维生素等,虽然是含氮有机化合物,但这些不是生物碱。

112.【答案】ABD

【解析】本题考查苷类化合物。

苷类又称配糖体,是糖与非糖物质通过糖的端基碳原子连接而成的化合物。其中,非糖部分称为苷元,苷元与糖之间的化学键称为苷键。结构中均有糖基,可发生酶水解反应、酸水解反应。

113.【答案】ACDE

【解析】本题考查黄酮类化合物。

含有黄酮类化合物的中药有槐米、银杏叶、黄芩、葛根、陈皮、满山红。

114.【答案】ACE

【解析】本题考查热原的除去方法。

(1)高温法:耐热器具洁净干燥后于 250 ℃加热 30 min 以上可破坏热原。

(2)酸碱法:玻璃容器可采用重铬酸钾硫酸清洁液或稀氢氧化钠溶液处理破坏热原。

(3)吸附法:活性炭具有较强的吸附热原作用,同时兼有助滤、脱色作用。应选用针用规格活性炭,常用量为 0.1% ~0.5%。此外,活性炭与白陶土合用也可除去热原。

(4)离子交换法:热原分子上含有负电荷的磷酸根与羧酸根,强碱性阴离子交换树脂可吸附除去溶剂中的热原。

(5)凝胶滤过法:利用热原与药物分子量的差异将二者分开。溶液通过凝胶柱时,分子量较小的成分渗入到凝胶颗粒内部而被阻滞,分子量较大的成分则沿凝胶颗粒间隙随溶剂流出。

(6)超滤法:在常温条件下,相对分子质量较大的热原能被超滤膜截留除去。

(7)反渗透法:选用三醋酸纤维素膜或聚酰胺膜进行反渗透可除去热原。

115.【答案】ABCDE

【解析】本题考查胶囊剂。

胶囊剂指原料药或与适宜辅料充填于空心胶囊或密封于软质囊材中的固体制剂。分为硬胶囊、软胶囊(胶丸)、缓释胶囊、控释胶囊和肠溶胶囊。

116.【答案】ABCD

【解析】本题考查制药用水。

制药用水分为饮用水、纯化水、注射用水及灭菌注射用水。

117.【答案】ABCDE

【解析】本题考查大黄的炮制品。

大黄的炮制品有酒大黄、醋大黄、大黄炭、熟大黄、清宁片。

118.【答案】ABCDE

【解析】本题考查植物药的采收原则。

根及根茎类:一般宜在秋冬季,地上部分将枯萎时、春初发芽前或刚刚出苗时采收,如牛膝、党参、黄连、大黄等;茎木类:一般宜在秋、冬两季采收,如大血藤、鸡血藤、首乌藤、忍冬藤等;皮类:一般春末夏初采收,如黄柏、厚朴、秦皮等;叶类:一般开花前或果实未成熟前采收,如艾叶、臭梧桐等;花类:一般不宜在花完全盛开后采收,如金银花、辛夷、丁香、槐米——含苞待放时采收;洋金花——花初开时采收;菊花、西红花——花盛开时采收;花冠由黄变红时采摘——红花;果实种子类:一般在自然成熟时采收,如瓜蒌、栀子、山楂等;全草类:一般在充分生长,茎叶茂盛时采收,如青蒿、穿心莲、淡竹叶等;藻、菌、地衣类:不同的药用部位,采收情况不一样,如茯苓:立秋后;马勃:子实体刚成熟时采收;冬虫夏草:夏初子座出土孢子未发散时;海藻:夏、秋两季等。

119.【答案】BCD

【解析】本题考查双子叶植物根茎类中药的性状特征。要与单子叶植物相区别。一般双子叶植物的根有自中心向外的放射状结构,木部尤为明显;形成层环大多明显,环内木部较环外的皮部大;中心常无髓;外表常有栓皮。单子叶植物的根横断面自中心向外无放射状结构;内皮层环较明显;中央有髓;外表无木栓层;有的具较薄的栓化组织。

120.【答案】BDE

【解析】本题考查具有树脂道的中药。

组织结构中有树脂道的药材有人参、三七、西洋参。

中药学专业知识(一)试卷(5)答案与解析

一、最佳选择题(共 40 题,每题 1 分。每题的备选项中,只有 1 个最符合题意。)

1.【答案】C

【解析】本题考查中药主治病证的表述用语。

(1)病名类主治病证,是指以疾病的名称表述中药的主治病证,如疟疾、肺痈、肠痈、水火烫伤、毒蛇咬伤等。

(2)证名类主治病证,是指以疾病的证名表述中药的主治病证,如热淋、血淋、热咳、冷哮、湿热黄疸、风热表证、风寒表证、风寒挟湿表证等。

(3)症状名类主治病证,是指以病或证的某一症状名称表述中药的主治病证,如惊悸、耳鸣、耳聋、口臭等。

2.【答案】E

【解析】本题考查组方理论。

(1)君药:指对处方的主证或主病起主要治疗作用的药物,药力居方中之首,是方剂组成中不可缺少的药物。

(2)臣药:①辅助君药加强治疗主病和主证的药物;②针对兼病或兼证起治疗作用的药物。

(3)佐药:①佐助药,即协助君、臣药加强治疗作用,或直接治疗次要兼证的药物;②佐制药,即用以消除或减缓君、臣药的毒性或烈性的药物;③反佐药,即根据病情需要,使用与君药药性相反而又能在治疗中起相成作用的药物。

(4)使药:①引经药,即引方中诸药直达病灶;②调和药,即调和诸药的作用。

3.【答案】D

【解析】本题考查药材的采收因素。

(1)槐花的采收:在花蕾期芦丁的含量最高可达 28%,开花期芦丁含量急剧下降。

(2)甘草的采收:在生长初期甘草甜素的含量为 6.5%,开花前期为 10.5%,开花盛期为 4.5%,生长末期为 3.5%。

4.【答案】D

【解析】本题考查吸附剂。

适用于分离酸性成分的是硅胶,适用于分离碱性成分的是氧化铝。

5.【答案】C

【解析】本题考查质量控制成分。

《中国药典》中,以莨菪碱为质量控制成分之一的中药是天仙子。

6.【答案】C

【解析】本题考查生物碱的转化过程。

乌头碱、次乌头碱、新乌头碱等为双酯型生物碱,具麻辣味,毒性极强,是乌头的主要毒性成分。

(1)将双酯型生物碱在碱水中加热,可水解酯基,生成单酯型生物碱(乌头次碱)或无酯键的醇胺型生物碱(乌头原碱)。

(2)单酯型生物碱的毒性小于双酯型生物碱,而醇胺型生物碱几乎无毒性,但它们均不减低原双酯型生物碱的疗效。

7.【答案】D

【解析】本题考查质量控制成分。

《中国药典》中,以苦杏仁苷为质量控制成分的中药是苦杏仁、桃仁、郁李仁。

8.【答案】D

【解析】本题考查呋喃香豆素的光化学毒性。

呋喃香豆素外涂或内服后,经日光照射可引起皮肤色素沉着。如补骨脂所含的补骨脂素和异补骨脂素,可以通过光敏反应发挥生物效应,临床用于治疗白斑病。但是呋喃香豆素类的光敏性质对正常人体是一种伤害,轻则引起皮肤黄褐斑或色素沉着,重则引起皮肤损伤,甚至皮肤癌。

9.【答案】A

【解析】本题考查黄芩苷的水解。

黄芩苷经水解生成黄芩素,因其具有邻三酚羟基,易被氧化为醌类衍生物而显绿色,这是保存或炮制不当的黄芩变绿色的原因,黄芩变绿后,有效成分受到破坏。

10.【答案】D

【解析】本题考查质量控制指标。

陈皮除含有挥发油外,还含有多种黄酮类化合物,其中橙皮苷(二氢黄酮类)具有和芦丁相同的用途,也有维生素P样功效,是治疗冠心病药物"脉通"的重要原料之一。《中国药典》以橙皮苷为指标成分进行含量测定,橙皮苷含量不少于3.5%。

11.【答案】B

【解析】本题考查强心苷。

含有强心苷的中药是香加皮和罗布麻叶。

12.【答案】B

【解析】本题考查大黄的炮制作用。

(1)生大黄苦寒沉降,泻下作用峻烈,具有攻积导滞、泻火解毒的功能。

(2)酒炙大黄其苦寒泻下作用稍缓,并借酒升提之性,引药上行,善清上焦血分热毒。用于目赤咽肿,齿龈肿痛。

(3)熟大黄经酒蒸后,泻下作用缓和,腹痛之副作用减轻,并能增强活血祛瘀之功。

(4)大黄炭泻下作用极微,并有凉血化瘀止血作用。用于血热有瘀出血。

(5)醋大黄泻下作用减弱,以消积化瘀为主,用于食积痞满,产后瘀停、癥瘕癖积。

(6)清宁片泻下作用缓和,具缓泻而不伤气,逐瘀而不败正之功。用于大便秘结之年老、体弱者及久病患者。

13.【答案】C

【解析】本题考查山楂的炮制作用。

(1)山楂长于活血化瘀,常用于血瘀经闭、产后瘀阻、心腹刺痛、疝气疼痛,以及高脂血症、高血压病、冠心病。

(2)炒山楂酸味减弱,可缓和对胃的刺激性,善于消食化积。用于脾虚食滞、食欲不振、神倦乏力。

(3)焦山楂不仅酸味减弱,且增加了苦味,长于消食止泻。用于食积兼脾虚和痢疾。

(4)山楂炭其性收涩,具有止血、止泻的功效。可用于胃肠出血或脾虚腹泻兼食滞者。

14.【答案】C

【解析】本题考查当归的炮制作用。

(1)生品质润,具有补血,调经,润肠通便的功能。传统习惯止血用当归头,补血用当归身,破血用当归尾,补血活血用全当归。

(2)酒当归,活血通经、祛瘀止痛的作用增强。用于经闭痛经,风湿痹痛,跌打损伤,瘀血肿痛。

(3)土炒当归,既能增强入脾补血作用,又能缓和油润而不滑肠。可用于治疗血虚便溏,腹中时痛。

(4)当归炭,以止血和血为主。用于崩中漏下,月经过多。

15.【答案】C

【解析】本题考查天麻的炮制作用。

(1)天麻具有息风止痉,平抑肝阳,祛风通络的功能。

(2)蒸天麻主要是为了便于软化切片,同时可破坏酶,保存苷类成分。

16.【答案】E

【解析】本题考查性状特征。

断面白色或灰白色,显粉性,皮部散有多数棕色油点(分泌腔),形成层环近方形或近圆形。气芳香,味辛、微苦的药材是白芷。

17.【答案】D

【解析】本题考查制剂的贮藏要求。

避光:用不透光的容器包装,如棕色容器或黑色包材包裹的无色、半透明容器。

阴凉处:贮藏温度不超过 20 ℃。

凉暗处:在避光条件下贮藏且温度不超过 20 ℃。

冷处:贮藏温度为 2 ℃ ~10 ℃。

常温:贮藏温度为 10 ℃ ~30 ℃。

18.【答案】E

【解析】本题考查制剂的贮藏要求。

密闭:将容器密闭,以防止尘土及异物进入。

密封:将容器密封,以防止风化、吸潮、挥发或异物进入。

熔封:将容器熔封或用适宜的材料严封,以防止空气与水分的侵入并防止污染。

19.【答案】B

【解析】本题考查制剂的质量要求。

流浸膏剂一般应检查乙醇量。

20.【答案】A

【解析】本题考查表面活性剂的分类。

根据离子型表面活性剂所带电荷,又可分为阴离子型表面活性剂(如硫酸化蓖麻油、阿洛索-OT、十二烷基硫酸钠)、阳离子型表面活性剂(如洁尔灭、新洁尔灭)和两性离子型表面活性剂(如卵磷脂、豆磷脂)。

21.【答案】D

【解析】本题考查纯化水。纯化水可作为

(1)配制普通药物制剂用的溶剂或试验用水;

(2)中药注射剂、滴眼剂等灭菌制剂所用饮片的提取溶剂;

(3)口服、外用制剂配制用溶剂或稀释剂;

(4)非灭菌制剂用器具的精洗用水;

(5)非灭菌制剂所用饮片的提取溶剂;

(6)纯化水不得用于注射剂的配制与稀释。

22.【答案】A

【解析】本题考查注射用油的质量要求。

(1)种类:主要是大豆油,此外也有麻油、茶油、花生油、橄榄油、玉米油等。

(2)要求:酸值应不大于0.1;皂化值应为188~195;碘值应为126~140。

23.【答案】C

【解析】本题考查软膏基质。

属于水溶性基质的是纤维素类,如CMC-Na。

24.【答案】A

【解析】本题考查可可豆脂。

常温下为固体,可塑性好,无刺激性,能与多种药物配伍使用。加热至25 ℃开始软化,在体温下即能迅速熔化。具有α、β、γ三种晶型。其中α、γ晶型不稳定,β晶型较稳定,所以制备时应缓缓加热,待基质熔化至2/3时停止加热,使其逐步熔化,以避免晶体转型而影响栓剂成型。

25.【答案】A

【解析】本题考查软胶囊填充的物料。

软胶囊的囊材原料为明胶,为亲水性物质,可填充油性药物。

26.【答案】D

【解析】本题考查丸剂的特点。

含毒性饮片或刺激性饮片以及需延缓药效的方药,可制成糊丸或蜡丸。

27.【答案】C

【解析】本题考查不宜制成缓释、控释制剂的药物。

(1)生物半衰期($t_{1/2}$)很短(小于1 h)或很长(大于24 h)的药物。

(2)单服剂量很大(大于1 g)的药物。

(3)药效剧烈、溶解度小、吸收无规律、吸收差或吸收易受影响的药物。

(4)需在肠道中特定部位主动吸收的药物。

28.【答案】D

【解析】本题考查清热药的药理作用。

清热药具有抗病原体、抗毒素、解热、抗炎、调节免疫及抗肿瘤等作用,与其清泄里热功效相关。

29.【答案】C

【解析】本题考查理气药的药理作用。
理气药具有调节胃肠运动、调节消化液分泌、利胆、松弛支气管平滑肌、调节子宫平滑肌等作用,与其疏畅气机、治疗气滞或气逆证功效相关。
30.【答案】A
【解析】本题考查性状鉴别。
叶柄残基的断面5~13个有黄白色维管束环列的药材是绵马贯众。
31.【答案】E
【解析】本题考查性状鉴别。
苦参的外皮薄,多破裂反卷,易剥落。断面纤维性,切面黄白色,具放射状纹理及裂隙,气微,味极苦。
32.【答案】A
【解析】本题考查性状鉴别。
桑白皮的外表面白色,残留橙黄色鳞片状粗皮;内表面黄白色,体轻,质韧,纤维性强,易纵向撕裂,撕裂时有粉尘飞扬。
33.【答案】E
【解析】本题考查发汗。
为了促使药材变色,增强气味或减小刺激性,便于干燥,常将药材堆积放置,使其发热回潮,内部水分向外挥散,这种方法称为“发汗”。如玄参、茯苓、续断、杜仲、厚朴等均需发汗处理。
34.【答案】B
【解析】本题考查性状鉴别。
外皮常呈鳞片状剥落,剥落处显暗红棕色。质硬,断面皮部红棕色,有数处向内嵌入木部的药材是大血藤。
35.【答案】B
【解析】本题考查性状鉴别。
淫羊藿:三出复叶,小叶片卵圆形,顶生小叶基部心形,两侧小叶偏心形,外侧较大,呈耳状,边缘具黄色刺毛状细锯齿;上表面黄绿色,下表面灰绿色。叶片近革质。
炙淫羊藿:表面浅黄色,显油亮光泽。有羊脂油的腥气。
36.【答案】D
【解析】本题考查性状鉴别。
呈研棒状,花冠圆球形,萼筒圆柱状,稍弯曲,棕褐色,上部有4枚三角状的萼片,十字状分开的药材是丁香。
37.【答案】A
【解析】本题考查性状鉴别。
呈纽扣状圆板形,表面密被灰棕色或灰绿色绢状茸毛,自中间向四周呈辐射状排列的药材是马钱子。
38.【答案】B
【解析】本题考查性状鉴别。
茎方柱形,节稍膨大,披针形或卵状披针形,两面光滑,味极苦的药材是穿心莲。

39.【答案】D

【解析】本题考查性状鉴别。

毛壳麝香:表面密生灰白色或灰棕色短毛,从两侧围绕中心排列。剖开后可见中层皮膜呈棕褐色,半透明;内层皮膜呈棕色,内含麝香仁和少量脱落的内层皮膜(习称“银皮”)。香气浓烈而特异。

40.【答案】C

【解析】本题考查性状鉴别。

呈不规则块状,表面灰白色,显粉性,多孔,似蜂窝状。体轻,质松易碎,有吸湿性的药材是炉甘石。

二、配伍选择题(共 60 题,每题 1 分。备选答案在前,试题在后。每组题均对应同一组备选答案,每题只有一个正确答案。每个备选答案可重复选用,也可不选用。)

[41 -43]

【答案】41. B、42. D、43. E

【解析】本组题考查中药药性理论。

辛:能散、能行,具有发散、行气、活血的作用。

甘:能补、能缓、能和,具有补虚、和中、缓急、调和药性等作用。

酸:能收、能涩,具有收敛固涩的作用。

苦:能泄、能燥、能坚。

咸:能软、能下,具有软坚散结、泻下通便的作用。

[44 -45]

【答案】44. A、45. C

【解析】本组题考查道地药材。

产于贵州的道地药材是天冬、天麻、黄精、杜仲、吴茱萸、五倍子、朱砂等。产于浙江的道地药材是浙贝母、温郁金、杭菊花、杭麦冬、白术、白芍、延胡索、玄参。

[46 -47]

【答案】46. A、47. B

【解析】本组题考查中药化学成分的分类。

属于生物碱的是士的宁,属于黄酮类化合物的是黄芩苷。

[48 -50]

【答案】48. C、49. B、50. A

【解析】本组题考查中药化学。

具有中枢兴奋作用的有机胺类生物碱是麻黄碱;具有抗肿瘤作用的双稠哌啶类生物碱是苦参碱;具有解痉镇痛,解有机磷中毒和散瞳作用的生物碱是莨菪碱。

[51 -52]

【答案】51. D、52. E

【解析】本组题考查质量控制成分。

《中国药典》中,以橙皮苷为质量控制成分的是陈皮;以杜鹃素为质量控制成分的是满山红。

[53 -55]

【答案】53. B、54. C、55. D

【解析】本组题考查成分归属。

紫草素属于萘醌；丹参醌ⅡA 属于菲醌；大黄素属于蒽醌。

[56 - 57]

【答案】56. A、57. C

【解析】本组题考查成分归属。

熊果酸的结构类型是乌苏烷型；菝葜皂苷的结构类型是螺甾烷型。

[58 - 60]

【答案】58. B、59. C、60. A

【解析】本组题考查成分归属。

甘草酸属于五环三萜皂苷；知母皂苷属于甾体皂苷；人参皂苷 Rb_1 属于四环三萜皂苷。

[61 - 62]

【答案】61. E、62. A

【解析】本组题考查药理作用。

祛风湿药具有抗炎、镇痛、调节免疫功能作用。理气药具有调节胃肠运动、调节消化液分泌、利胆、松弛支气管平滑肌、调节子宫平滑肌等作用。

[63 - 64]

【答案】63. B、64. C

【解析】本组题考查山药的炮制作用。

(1)山药以补肾生精，益肺阴为主。用于肾虚遗精、尿频，肺虚喘咳，阴虚消渴。

(2)土炒山药以补脾止泻为主，用于脾虚久泻，或大便泄泻。

(3)麸炒山药以补脾健胃为主。用于脾虚食少，泄泻便溏，白带过多。

[65 - 67]

【答案】65. E、66. D、67. A

【解析】本组题考查辅料的作用。

蜜炙法炮制中药的目的是缓和药性，增强润肺止咳作用；盐炙法炮制中药的目的是引药下行，增强滋阴降火作用；酒炙法炮制中药的目的是引药上行，增强活血通络作用。

[68 - 70]

【答案】68. C、69. B、70. A

【解析】本组题考查崩解时限。

(1)供试品 15 min 内崩解。

(2)药材原粉片 30 min 内崩解。

(3)浸膏(半浸膏)片、糖衣片 1 h 内崩解。

(4)薄膜衣片在盐酸溶液中检查，化药片 30 min 内崩解，中药片 1 h 内崩解。

(5)含片 10 min 内崩解；舌下片 5 min 内崩解；可溶片 3 min 内崩解。

(6)口崩片 60 s 内崩解。

(7)泡腾片 5 min 内崩解，并伴有大量气泡排出。

[71 - 73]

【答案】71. B、72. D、73. A

【解析】本组题考查注射剂的辅料作用。

苯酚在注射剂中用作抑菌剂；氯化钠在注射剂中用作渗透压调节剂；抗坏血酸在注射剂中用作抗氧化剂。

[74－75]

【答案】74. C、75. D

【解析】本组题考查质量要求。

除另有规定外，要求检查软化点的剂型是膏药；要求检查释放度的剂型是贴剂。

[76－78]

【答案】76. D、77. C、78. B

【解析】本组题考查明胶空心胶囊的辅料作用。

对羟基苯甲酸乙酯在明胶空心胶囊中用作防腐剂；二氧化钛在明胶空心胶囊中用作遮光剂；山梨醇在明胶空心胶囊中用作增稠剂。

[79－81]

【答案】79. D、80. A、81. B

【解析】本组题考查溶散时限。

除另有规定外，不检查溶散时限的丸剂是大蜜丸；应在 2 h 内全部溶散的丸剂是糊丸和浓缩丸；应在 30 min 内全部溶散的丸剂是滴丸；应在 1 h 内全部溶散的丸剂是水丸、水蜜丸、小蜜丸、包衣滴丸。

[82－83]

【答案】82. A、83. B

【解析】本组题考查性状术语。

防己的断面平坦，灰白色，富粉性，有排列较稀疏的放射状纹理，俗称车轮纹；商陆的切面黄白色，木部隆起，形成数个突起的同心性环纹，俗称罗盘纹。

[84－85]

【答案】84. B、85. D

【解析】本组题考查来源。

来源于伞形科，药用部分为干燥根茎的是川芎；来源于伞形科，药用部分为干燥根的是防风；来源于豆科，药用部分为干燥根及根茎的是甘草、山豆根；来源于豆科，药用部分为干燥根的是苦参、黄芪、葛根。

[86－88]

【答案】86. B、87. D、88. C

【解析】本组题考查性状特征。

扁圆柱形，略弯曲，有的皮部横向断离露出木部的药材是巴戟天；呈不规则的肥厚团块，表面灰黄色或灰棕色，有瘤状突起及断续的纵皱和沟纹，顶端有残留茎基的药材是白术；呈不规则的长圆柱形，多扭曲，表面紫红色或紫褐色，皮部疏松，呈条形片状，常 10 余层重叠的药材是紫草。

[89－91]

【答案】89. C、90. B、91. A

【解析】本组题考查性状特征。

断面白色或灰白色，显粉性，皮部散有多数棕色油点，形成层环近方形或近圆形，气芳香，味辛、微苦的饮片是白芷；质柔韧，断面黄白色，皮部厚，有裂隙及多数棕色点状分泌腔，有浓郁的香气，味甘、辛、微苦的饮片是当归；断面粉白色或粉红色，皮部窄，木部放射状纹理明显，粉性，俗称“糙皮粉渣”，气微香，味微苦、酸涩的饮片是赤芍。

[92－93]

【答案】92. B、93. A

【解析】本组题考查性状特征。

质脆，易折断，折断时有粉尘飞扬，有羊膻气，味微苦的药材是白鲜皮；质韧，难折断，易纵向撕裂，撕裂时有粉尘飞扬，气微，味微甘的药材是桑白皮。

[94－96]

【答案】94. C、95. E、96. A

【解析】本组题考查来源。

原植物属于豆科的饮片是槐花；原植物属于忍冬科的饮片是金银花；原植物属于木兰科的饮片是辛夷。

[97－98]

【答案】97. B、98. E

【解析】本组题考查性状特征。

具有“乌金衣”特征的药材是牛黄；具有“通天眼”特征的药材是羚羊角。

[99－100]

【答案】99. D、100. C

【解析】本组题考查矿物药的化学成分。

炉甘石的主要成分是 $ZnCO_3$。

赭石的主要成分是 Fe_2O_3。

朱砂的主要成分是 HgS。

雄黄的主要成分是 As_2S_2。

自然铜的主要成分是 FeS_2。

三、综合分析选择题（共10题，每题1分。题干分为若干组，每组题目基于同一个临床情景、病例、实例或者案例的背景信息逐题展开。每题的备选项中，只有一个最佳答案。）

[101－103]

101.【答案】A

【解析】本题考查附加剂的作用。

焦亚硫酸钠的作用是抗氧剂。

102.【答案】E

【解析】本题考查道地药材。

五味子的主产地是东三省。

103.【答案】B

【解析】本题考查化学结构类型。

麦冬的化学结构类型属于甾体皂苷。

[104－107]

104.【答案】D

【解析】本题考查炮制方法。

处方中香附的炮制方法是醋炙，善疏肝理气、解郁止痛。

105.【答案】C

【解析】本题考查性状鉴别。

断面黄白色或灰白色，散有多数红棕色油室（朱砂点），暴露稍久，可析出白色细针状结晶（起霜）的饮片是茅苍术。

106.【答案】A

【解析】本题考查化学结构类型。

栀子所含成分的结构类型属于环烯醚萜类。

107.【答案】E

【解析】本题考查药理作用。

患者为瘀热痰湿内生所致的脾胃气郁证，针对其病证，该方的主要药理作用是调节胃肠运动。

[108－110]

108.【答案】B

【解析】本题考查道地药材。

地黄为四大怀药之一，出产于河南。另外，菊花、牛膝、山药均属于四大怀药。

109.【答案】C

【解析】本题考查炮制辅料。

本方功效为滋补肝肾、活血通络、强筋壮骨，故知母的炮制方法为盐炙知母，引药下行。

110.【答案】E

【解析】本题考查化学结构类型。

补骨脂的化学结构类型属于香豆素。另外，秦皮、前胡、肿节风均含有香豆素。

四、多项选择题（共 10 题，每题 1 分。每题的备选项中有 2 个或 2 个以上正确答案。少选、错选、多选均不得分。）

111.【答案】BC

【解析】本题考查化学成分。

主含莨菪碱的中药有天仙子、洋金花。

112.【答案】ABCD

【解析】本题考查化合物的结构类型。

醌类化合物的结构类型主要有苯醌、萘醌、菲醌、蒽醌。

113.【答案】ABD

【解析】本题考查炮制方法。

属于蜜炙的中药有麻黄、百合、枇杷叶。

114.【答案】ABCDE

【解析】本题考查炮制作用。

上述中药经过炮制处理后，均可以达到杀酶保苷的作用。

115.【答案】ABC

【解析】本题考查石斛的来源。

石斛为兰科金钗石斛、鼓槌石斛或流苏石斛(马鞭石斛)的新鲜或干燥茎。

116.【答案】ABCDE

【解析】本题考查热原。

热原的基本性质有耐热性、滤过性、被吸附性、水溶性、不挥发性、被强酸强碱破坏性。

117.【答案】ABCD

【解析】本题考查流浸膏剂、浸膏剂的特点。

流浸膏剂与浸膏剂大多以不同浓度的乙醇为溶剂,也有以水为溶剂者。以水为溶剂的流浸膏剂中可酌加20% ~25%的乙醇作为防腐剂。

118.【答案】ABCD

【解析】本题考查影响乳剂稳定性的因素及稳定化措施。

适宜的乳化温度为50 ℃ ~70 ℃。贮藏时的温度为25 ℃,过冷或过热都不利于乳剂的稳定。

119.【答案】ABCD

【解析】本题考查蒽醌类成分的分类。

(1)游离型蒽醌类成分,包括大黄酸、大黄酚、大黄素、芦荟大黄素、大黄素甲醚等。

(2)结合型蒽醌类成分,包括蒽醌苷和双蒽酮苷(番泻苷)。

120.【答案】ABCDE

【解析】本题考查动物的生理产物。

(1)分泌物:如麝香、蟾酥、熊胆粉、虫白蜡、蜂蜡等。

(2)排泄物:如五灵脂、蚕砂、夜明砂等。

(3)其他生理产物:如蝉蜕、蛇蜕、蜂蜜、蜂房等。